宋·寇宗奭◎著

张丽君　丁侃◎校注

本草衍义

（第二版）

非物质文化遗产临床经典读本

第一辑

中国健康传媒集团

中国医药科技出版社

图书在版编目（CIP）数据

本草衍义 /（宋）寇宗奭著；张丽君，丁侃校注 . —2 版 . —北京：中国医药科技出版社，2019.7

（中医非物质文化遗产临床经典读本）

ISBN 978-7-5214-0845-4

Ⅰ . ①本… Ⅱ . ①寇… ②张… ③丁… Ⅲ . ①本草—中国—宋代 Ⅳ . ① R281.3

中国版本图书馆 CIP 数据核字（2019）第 036191 号

美术编辑 陈君杞

版式设计 也 在

出版 **中国健康传媒集团** | 中国医药科技出版社

地址 北京市海淀区文慧园北路甲 22 号

邮编 100082

电话 发行：010 - 62227427　邮购：010 - 62236938

网址 www.cmstp.com

规格 880 × 1230mm $\frac{1}{32}$

印张 4 $\frac{3}{4}$

字数 92 千字

初版 2011 年 12 月第 1 版

版次 2019 年 7 月第 2 版

印次 2019 年 7 月第 1 次印刷

印刷 三河市万龙印装有限公司

经销 全国各地新华书店

书号 ISBN 978-7-5214-0845-4

定价 **18.00 元**

获取新书信息、投稿、为图书纠错，请扫码联系我们。

《本草衍义》，原名《本草广义》，20卷，宋·寇宗奭撰，成书于宋政和六年（1116年）。

此书旨在推衍《嘉祐本草》《本草图经》二书未尽之义，故名"衍义"。全书二十卷，又目录一卷。首列序例三卷，论述本草原始、五味五气、摄养之道、治病八要、用药剂量、炮制诸法、州土所宜、贮药用药之法以及若干医案：后载药品十七卷，按玉石、草、木、禽兽、虫鱼、果菜、米谷分类排列。全书共列药目467条，载药570余种，均出自《嘉祐本草》。每药目下寇氏广泛参考历代文献，结合个人辨识及用药经验，阐述前人未尽之意，在探求药物来源、鉴别药材真伪方面颇多心得发挥，在药性研究上也有诸多建树。尤其是寇氏尝试运用《素问》的理论阐释药效，这种方法至金元时期才得到系统化的发展。因此，从这个角度来看，此书又在北宋与金元本草学发展过程中起着承上启下的作用。此书具有很高的学术价值，在本草学中也占有较为重要的地位。

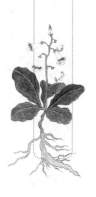

出版者的话

    中国从有文献可考的夏、商、周三代，就进入了文明的时代。中国人认为自己是炎黄的子孙，若以此推算，中国的文明史可以追溯到五千年前。中华民族崇尚自然，形成了"天人合一"的信仰，中医学就是在这种信仰的基础上产生的一种传统医学。

    中医的起源可以追溯到炎帝、黄帝时期，根据考古、文献记载和传说，炎帝神农氏发明了用药物治病，黄帝轩辕氏创造脏腑经脉知识，炎帝和黄帝不仅是中华民族的始祖，也是中医的缔造者。

    大约在公元前1600年，商代的伊尹发明了用"汤液"治病，即根据不同的证候把药物组合在一起治疗疾病，后世称这种"汤液"为"方剂"，这种治病方法一直延续到现在。由此可见，中华民族早在3700多年前就发明了把各种药物组合为"方剂"治疗疾病，实在令人惊叹！商代的彭祖用养生的方法防治疾病，中国人重视养生的传统至今深入民心。根据西汉司马迁《史记》的记载，春秋战国时期的秦越人扁鹊善于诊脉和针灸，西汉仓公淳于意善于辨证施治。这些世代传承积累的医药知识，到了西汉时期已蔚为大观。汉文帝下诏命刘向等一批学者整理全国的图书，整理后的图书分为六大类，即六艺、诸子、诗赋、兵书、术数、方技，方技即医学。刘向等校书，前后历时27年，是对中国历史文献最为壮观的结集、整理、研究，真正起到了上对古人、下对子孙后代的承前启后的作用。后之学者，欲考中国学术的源流，可以此为纲鉴。

这些记载各种医学知识的医籍，传之后世，被遵为经典。医经中的《黄帝内经》，记述了生命、疾病、诊疗、药物、针灸、养生的原理，是中医学理论体系形成的标志。这部著作流传了2000多年，到现在，仍被视为学习中医的必读之书，且早在公元7世纪，就传播到了周边一些国家和地区，近代以来，更是被翻译成多种语言，在世界许多国家广泛传播。

经方医籍中记载了大量以方治病和药物的知识，其中有《汤液经法》一书，相传是伊尹所作。东汉时期，人们把用药的知识编纂为一部著作，称《神农本草经》，其中记载了365种药物的药性、产地、采收、加工和主治等，是现代中药学的起源。中国历代政府重视对药物进行整理规范，著名的如唐代的《新修本草》、宋代的《证类本草》，到了明代，著名医学家李时珍历经30余年研究，编撰了《本草纲目》一书，在世界各国产生了广泛影响。

东汉时期的张仲景，对医经、经方进行总结，创造了"六经辨证"的理论方法，编撰了《伤寒杂病论》，成为中医临床学的奠基人，至今仍是指导中医临床的重要文献。这部著作早在公元700年左右就传到日本等国家和地区，一直受到重视。

西晋时期，皇甫谧将《素问》《针经》和《黄帝明堂经》进行整理，编纂了《针灸甲乙经》，系统地记录了针灸的理论与实践，成为学习针灸的经典必读之书，一直传承到现在。这部著作也被翻译成多种语言，在世界各地广泛传播。

中医学在数千年的发展历程中，创造积累了丰富的医学理论与实践经验，仅就文献而言，保存下来的中医古籍就有1万余种。中医学独特的思想与实践，在人类社会关注健康、重视保护文化多样性和非物质文化遗产的背景下，显现出更加旺盛的生命力。

中医药学与中华民族所有的知识一样，是"究天人之际"的学问，所以，中国的学者们信守着"究天人之际，通古今之变，成一家之言"的至理。《素问·著至教论篇》记载黄帝与雷公讨论医道说："而道，上知天文，下知地理，中知人事，可以长久。以教众庶，亦不疑殆。医道论篇，可传后世，可以为宝。"这段话道出了中医学的本质。中医是医道，医道是文化、是智慧，《黄帝内经》中记载的都是医道。医道是究天人之际的学问，天不变，道亦不变，故可以长久，可以传之后世，可以为万世之宝。

医道可以长久，在医道指导下的医疗实践，也可以长久。故《黄帝内经》中的诊法、刺法可以用，《伤寒论》《金匮要略》《备急千金要方》《外台秘要》的医方今天亦可以用，《神农本草经》《证类本草》《本草纲目》的药今天仍可以用。

或许要问，时间太久了，没有发展吗？不需要创新吗？其实，求新是中华民族一贯的追求。如《礼记·大学》说："苟日新，日日新，又日新。"清人钱大昕有一部书叫《十驾斋养新录》，他以咏芭蕉的诗句解释"养新"之义说："芭蕉心尽展新枝，新卷新心暗已随，愿学新心养新德，长随新叶起新知。"原来新知是"养"出来的。

中华民族"和实生物，同则不继"的思想智慧，与当今国际社会提出的保护和促进文化多样性、保护人类的非物质文化遗产的需求相呼应。世界卫生组织 2000 年发布的《传统医学研究和评价方法指导总则》中，将"传统医学"定义为"在维护健康以及预防、诊断、改善或治疗身心疾病方面使用的各种以不同文化所特有的理论、信仰和经验为基础的知识、技能和实践的总和"，点明了文化是传统医学的根基。习近平总书记深刻指出："中医药学是中国古代科学的瑰宝，也是打开中华文明宝库的钥匙。"这套丛书的整理出版，也是为了打磨好中医药学这把钥匙，以期打开中华文明这个宝库。

希望这套书的再版，能够带您回归经典，重温中医智慧，获得启示，增添助力！

中国医药科技出版社

2019 年 6 月

校注说明

　　《本草衍义》，20卷，宋·寇宗奭著，成书于政和六年（公元1116年），宣和元年（公元1119年）由其侄寇约刊行。此书以单行本以及与《证类本草》多种传本的合刊合编本传世。据《中国中医古籍总目》著录，现存最早的单行本为宋淳熙十二年（公元1185年）江西转运司刻本元元年（公元1195年）重修本。

　　寇宗奭，生卒里籍无考，宋代本草学家。仅据本书"刿付"以及"礜石""菊花水""桑寄生"等条所记事迹，可知其曾以通直郎官杭州、永、耀、顺安军等地。寇氏精通医理，于本草学尤有研究，从宦南北十余年间，深入各地实地考察，为考究药物积累了大量一手资料。于是采拾众善，发明己见，撰成《本草衍义》二十卷。上呈朝廷，因被改充收买药材所辨识药材的职位。

　　此书乃寇氏根据多年经验及实地考察所得编撰而成，旨在推衍《嘉祐本草》《本草图经》未尽之义，并对其进行进一步的辨证和阐发，内容涉及医药学理论及具体单味药的名称考定、鉴别、炮制、运用等诸方面，书中还记载了大量单方验方，为作者临证经验的总结，较为可信。李时珍评价此书："参考事实，核其情理，援引辨证，发明良多。东垣、丹溪诸公亦多信之。"

　　本次校注以中国中医科学院图书馆所藏卷帙完整的元刻本为底本，以清光绪三年（公元1877年）归安陆心源十万卷楼刻本（以下简称"陆本")为主校本，以清宣统二年（公元1910年）武昌医馆柯逢时刻本（以下简称"柯本"）为参校本，并参照了《证类本草》《本草纲目》的相关内容。同时参考了商务印书馆（以下简称"商本"）、《中国医学大成》丛书（以下简称"大成本"）、人民卫生出版社（以下简称"人卫本"）排印本的部分校注成果。

本次校注在保存底本原貌的前提下，突出实用性，旨在帮助读者理解，简明易读。因此校注工作中遵循以下规则。

1.底本错讹脱衍，需辨明者，据校本改正或增删，并出校记说明，可改可不改者，一般不改，以底本为准。

2.底本与校本文虽相同，但显系有误者，据医理、文理改正，出校说明之。

3.原书引用他人论述，特别是引用古代文献，每有剪裁省略，凡不失原意者，一般不据他书改动原文；若引文与原意有悖者，则予为校勘。

4.底本中确系明显的错字、讹字、俗字、别字以及笔划小误者，均予以径改，不出校记。

5.底本中的异体字、通假字、古今字一律径改，不出注文。

6.本书原为繁体竖排版，本次出版将繁体字一律改为规范的简体字，同时将竖排版改为横排版。因此凡指方位的"右""左"，均相应地径改为"上""下"。

7.全书添加现行的标点符号，以利阅读。

8.由于年深代远，历经辗转传抄，原著中少数文句难以读通，又限于条件无法予以校正，姑存其旧，有待考证。

限于我们的水平，校注中难免存在不少缺点和错误，敬请同道指正！

校注者

2011年9月

代寇宗奭劄[①]

太医学状：承尚书省批送下提举荆湖北路常平等事刘亚夫状：承直郎澧州司户曹事寇宗奭撰成《本草衍义》二十卷，申尚书省投纳后，批送太医学看详，申尚书省。本学寻牒送众学官看详去后，今据博士李康等状：上件寇宗奭所献《本草衍义》委是用心研究，意义可采，并是诣实[❷]申闻事。十二月二十五日奉圣旨寇宗奭特与转一官，依条施行，添差充收买药材所辨验药材。

上劄付[❷]寇宗奭

政和六年十二月二十八日

宣和元年月本宅镂板印造

任宣教郎知解州解县丞寇约校勘

---

① 付寇宗奭劄：原无，据文义补。
② 诣实（yì shí 艺石）：符合实际。
③ 劄付：官府上行下的文书。

重刻本草衍义序^①

《本草衍义》二十卷，宋通直郎，添差充收买药材所辨验药材寇宗奭撰。晁公武《读书志》、陈直斋《书录解题》，皆著于录。政和六年，提举荆湖北路常平等事刘亚夫，申投尚书省太医学博士李康看详状申，有旨转一官，添差充收买药材所辨验药材。宣和元年，其侄宣教郎知解州解县丞寇约，镂板印行。宗奭里贯无考，以劄付及卷六礜石条、菊花水条，卷十三桑寄生条推之，知其曾官杭州、永耀、顺安军等处，由承直郎、澧州司户进书转一官而已。

《神农本草》之名，始见于梁《七录》，凡三百六十五种，陶隐居又增三百六十五种，是为《名医别录》。唐显庆中，命苏恭等参考得失，增一百一十四种，是为《唐本草》。宋太祖命刘翰等，以医家尝用有效者，增一百三十三种，是为《开宝重定本草》。仁宗命掌禹锡等，再加校正，增一百种，是为《嘉祐补注本草》。蜀人唐慎微，博采群书，增六百余种，是为《经史证类本草》。徽宗又命曹孝忠刊正之，是为《政和重修经史证类备用本草》。宗奭以禹锡所修，慎微所续，尚有差失，因考诸家，参以目验，拾遗纠谬，著为此书。凡名未用而意义已尽者，皆不编入。

---

① 此序原无，据陆本补。

1

其所辨证，如东壁土取太阳少火之壮，冬灰取冬令烧灼之久，水味不因菊花而香，鼹鼠不能遗溺生子，玉泉为玉浆之讹，石中黄子为黄水之讹，皆能实事求是，疏通证明，洵乎本草之功臣，医林之津筏也。宋时与《证类本草》别本单行，自金人张存惠采附《证类本草》之中，明人因之，而单行本遂微，余所藏为南宋麻沙本，完善无缺，因重梓以广其传。

光绪三年岁在疆圉赤奋若
仲冬之月归安陆心源撰

目录

❀ 卷之五

❀ 卷之六

🪷 卷之七

卷之十

卷之十一

卷之十二

卷之十三

卷之十四

卷之十五

卷之十六

❀ 卷之十七

🌸 卷之十八

🪷 卷之十九

🪷 卷之二十

卷之一

通直郎添差充收买药材
所辨验药材寇宗奭编撰

序例上　衍义总叙

天地以生成为德，有生所甚重者身也。身以安乐为本，安乐所可致者，以保养为本。世之人必本其本，则本必固。本既固，疾病何由而生？夭横何由而至？此摄生之道无逮于此。夫草木无知，犹假灌溉，矧人为万物之灵，岂不资以保养？然保养之义，其理万计，约而言之，其术有三：一养神，二惜气，三隄疾。忘情去智，恬淡虚无，离事全真，内外无寄，如是则神不内耗，境不外惑，真一不杂，则神自宁矣。此养神也。抱一元之本根，固归精之真气，三焦定位，六贼忘形，识界既空，大同斯契，则气自定矣。此惜气也。饮食适时，温凉合度，出处无犯于八邪，痟瘵不可以勉强，则身自安矣，此隄疾也。三者甚易行，然人自以谓难行而不肯行。如此虽有长生之法，人罕敦尚，遂至永谢。是以疾病交攻，天和顿失，圣人悯之，故

1

假以保救之术，辅以蠲疴之药，俾有识无识，咸臻寿域。所以，国家编撰《圣惠》，校正《素问》，重定《本草》，别为《图经》。至于张仲景《伤寒论》及《千金》《金匮》《外台》之类，粲然列于书府。今复考拾天下医生，补以名职，分隶曹属，普救世人之疾苦。兹盖全圣至德之君，合天地之至仁，接物厚生，大赍天下。故野无遗逸之药，世无不识之病。然《本草》二部，其间撰著之人，或执用己私，失于商较，致使学者检据之间，不得无惑。今则并考诸家之说，参之实事，有未尽厥理者，衍之以臻其理。如东壁土、倒流水、冬灰之类。隐避不断者，伸之以见其情。如水自菊下过而水香，鼹鼠溺精坠地而生子。文简误脱者，证之以明其义。如玉泉、石蜜之类。讳避而易名者，原之以存其名。如山药避本朝讳及唐避代宗讳。使是非归一，治疗有源，检用之际，晓然无惑。是以搜求访缉者，十有余年。采拾众善，诊^①疗疾苦，和合收蓄之功，率皆周尽。矧疾为圣人所谨，无常不可以为，医岂容易言哉！宗奭常谓，疾病所可凭者医也，医可据者方也，方可恃者药也。苟知病之虚实，方之可否，若不能达药性之良毒，辨方宜之早晚，真伪相乱，新陈相错，则曷由去道人陈宿之蛊。唐甄立言仕为太常丞，善医术。有道人心腹瘭烦，弥二岁。诊曰：腹有蛊，误食发而然。令饵雄黄一剂，少选，吐一蛇，如拇无目，烧之有发气。乃愈。生张果骈洁之齿？唐张果诏见。元^②宗谓高力士曰：吾闻饮堇无苦者，奇士也。时天寒，取以饮，果三进，頯然曰：非佳酒。乃寝。顷，视齿焦缩。顾左右取铁如意，击堕之，藏带中，更出药傅其龈。良久，齿已生，粲然骈洁，帝益神之。此书之意，于是乎作。今则编次成书，谨依二《经》类例，分门条析，仍衍序例为三卷。内有名

---

① 诊：原作"胗"，陆本作"脥"。据文义改。

② 元：当作"玄"，因避宋始祖赵玄朗之讳。

未用及意义已尽者，更不编入。其《神农本经》《名医别录》《唐本》先附、今附、新补、新定之目，缘《本经》已著目录内，更不声说，依旧作二十卷，及目录一卷，目之曰《本草衍义》。若博爱卫生之士，志意或同，则更为诠修，以称圣朝好生之德。时政和六年丙申岁记。

本草之名自黄帝、岐伯始。其《补注·总叙》言，旧说《本草经》者，神农之所作，而不经见[①]。《平帝纪》元始五年，举天下通知方术本草者，所在轺传，遣诣京师，此但见本草之名，终不能断自何代而作。又《楼护传》称，护少诵医经、本草、方术数十万言，本草之名盖见于此。是尤不然也。《世本》曰：神农尝百草以和药济人，然亦不著本草之名，皆未臻厥理。尝读《帝王世纪》曰：黄帝使岐伯尝味草木，定《本草经》，造医方，以疗众疾，则知本草之名自黄帝、岐伯始。其《淮南子》之言，神农尝百草之滋味，一日七十毒，亦无本草之说。是知此书乃上古圣贤，具生知之智，故能辨天下品物之性味，合世人疾病之所宜。后之贤智之士，从而和之者，又增广其品，至一千八十二名，《补注本草》称一千八十二种，然一种有分两用者，有三用者，其种字为名字，于义方允。可谓大备。然其间注说不尽，或舍理别趣者，往往多矣。是以衍摭余义，期于必当，非足以发明圣贤之意，冀有补于阙疑。

夫天地既判，生万物者，惟五气尔。五气定位，则五味生。五味生，则千变万化，至于不可穷已。故曰生物者气也，成之者味也。以奇生则成而偶，以偶生则成而奇。寒气坚，故其味可用以软。热气软，故其味可用以坚。风气散，故其味可用以收。

---

① 见：原脱，据《证类本草》序例上引嘉祐补注总叙补。

燥气收，故其味可用以散。土者冲气之所生，冲气则无所不和，故其味可用以缓。气坚则壮，故苦可以养气。脉软则和，故咸可以养脉。骨收则强，故酸可以养骨。筋散则不挛，故辛可以养筋。肉缓则不壅，故甘可以养肉。坚之而后可以软，收之而后可以散。欲缓则用甘，不欲则弗用，用之不可太过，太过亦病矣。古之养生治疾者，必先通乎此，不通乎此，而能已人之疾者，盖寡矣。

夫安乐之道，在能保养者得之。况招来和气之药少，攻决之药多，不可不察也。是知人之生须假保养，无犯和气，以资生命。才失将护，便致病生，苟或处治乖方，旋见巅越。防患须在闲日，故曰安不忘危，存不忘亡，此圣人之预戒也。

摄养之道，莫若守中，守中则无过与不及之害。经曰：春秋冬夏，四时阴阳，生病起于过用。盖不适其性，而强去为逐，强处即病生。五脏受气，盖有常分，用之过耗，是以病生。善养生者，既无过耗之弊，又能保守真元，何患乎外邪所中也。故善服药，不若善保养。不善保养，不若善服药。世有不善保养，又不善服药，仓卒病生而归咎于神天。噫！是亦未尝思也，可不谨欤！

夫未闻道者，放逸其心，逆于生乐。以精神徇智巧，以忧畏徇得失，以劳苦徇礼节，以身世徇财利，四徇不置，心为之病矣。极力劳形，噪暴气逆，当风纵酒，食嗜辛咸，肝为之病矣。饮食生冷，温凉失度，久坐久卧，大饱大饥，脾为之病矣。呼叫过常，辨争陪答，冒犯寒暄，恣食咸苦，肺为之病矣。久坐湿地，强力入水，纵欲劳形，三田漏溢，肾为之病矣。五病既作，故未老而羸，未羸而病，病至则重，重则必毙。呜呼，是皆弗思而自取之也。卫生之士，须谨此五者，可致终身无苦。

经曰：不治已病治未病，正为此矣。

夫善养生者养内，不善养生者养外。养外者实外，以充快悦泽，贪欲恣情为务，殊不知外实则内虚也。善养内者实内，使脏腑安和，三焦各守其位，饮食常适其宜。故庄周曰：人之可畏者，衽席饮食之间，而不知为之戒者，过也。若能常如是畏谨，疾病何缘而起？寿考焉得不长？贤者造形而悟，愚者临病不知，诚可畏也。

夫柔情难绾而不断，不可不以智慧决也，故帏箔不可不远。斯言至近易，其事至难行。盖人之智慧浅陋，不能胜其贪欲也。故佛书曰：诸苦所因，贪欲为本，若灭贪欲，何所依止。是知贪欲不灭，苦亦不灭，贪欲灭，苦亦灭。圣人言近而指远，不可不思，不可不惧。善摄生者，不劳神，不苦形，神形既安，祸患何由而致也。

夫人之生以气血为本，人之病未有不先伤其气血者，世有童男室女，积想在心，思虑过当，多致劳损。男则视色先散，女则月水先闭。何以致然？盖愁忧思虑则伤心，心伤则血逆竭。血逆竭，故神色先散而月水先闭也。火既受病，不能荣养其子，故不嗜食。脾既虚，则金气亏，故发嗽，嗽既作，水气绝，故四肢干。木气不充，故多怒。鬓发焦，筋痿。俟五脏传遍，故卒不能死，然终死矣。此一种于诸劳中最为难治，盖病起于五脏之中，无有已期，药力不可及也。若或自能改易心志，用药扶接，如此则可得九死一生。举此为例，其余诸劳，可按脉与证而治之。

夫治病有八要。八要不审，病不能去。非病不去，无可去之术也。故须审辨八要，庶不违误。其一曰虚，五虚是也。脉细、皮寒、气少、泄利前后、饮食不入，此为五虚。二曰实，五实是也。脉盛、皮热、腹胀、前后不通、闷，钦此五实也。三曰冷，脏腑受其积冷是也。四曰热，脏腑受其积热①是也。五曰邪，非脏腑正病也。六曰正，非外邪所中也。七曰内，病不在外也。八曰外，病不在内也。既先审此八要，参之六脉，审度所起之源，继以望闻问切加诸病者，於②有不可治之疾也。夫不可治者有六失：失于不审，失于不信，失于过时，失于不择医，失于不识病，失于不知药。六失之中，有一于此，即为难治。非只医家之罪，亦病家之罪也。矧又医不慈仁，病者猜鄙，二理交驰，于病何益？由是言之，医者不可不慈仁，不慈仁则招祸。病者不可猜鄙，猜鄙则招祸。惟贤者洞达物情，各就安药，亦治病之一说耳。

合药分剂料理法则中言，凡方云用桂一尺者，削去皮毕，重半两为正。既言广而不言狭，如何便以半两为正。且桂即皮也，若言削去皮毕，即是全无桂也。今定长一尺，阔一寸，削去皮上粗虚无味者，约为半两，然终不见当日用桂一尺之本意，亦前人之失也。

序例，药有酸、咸、甘、苦、辛五味，寒、热、温、凉四气。今详之：凡称气者，即是香臭之气；其寒、热、温、凉，则是药之性。且如鹅条中云：白鹅脂性冷，不可言其气冷也，况自有药性。论其四气，则是香、臭、臊、腥，故不可以寒、热、温、凉配之。如蒜、阿魏、鲍鱼、汗袜，则其气臭；鸡、鱼、鸭、蛇，则其气腥；肾、狐狸、白马茎、裈近隐处、人中白，则其气臊；沉、檀、龙、麝，则其气香。如此则方可以气言之。其序例中气字，恐后世误书，当改为性字，则于义方允。

---

① 热：原作"冷"，据柯本改。
② 於（wū乌）：与"乌"义通，表示反问语气。下重出，不复注。

今人用巴豆，皆去油讫生用。兹必为《本经》言生温、熟寒，故欲避寒而即温也。不知寒不足避，当避其大毒。矧《本经》全无去油之说。故陶隐居云：熬令黄黑，然亦太过矣。《日华子》云：炒不如去心膜，煮五度，换水，各煮一沸为佳。其杏仁、桃仁、葶苈、胡麻，亦不须熬至黑。但慢火炒令赤黄色，斯可矣。

凡服药多少，虽有所说，一物一毒，服一丸如细麻之例，今更合别论。缘人气有虚实，年有老少，病有新久，药有多毒少毒，更在逐事斟量，不可举此为例。但古人凡设例者，皆是假令，岂可执以为定法。

《本草》第一序例言犀角、羚羊角、鹿角，一概末如粉，临服内汤中。然今昔药法中，有生磨者，煎取汁者。且如丸药中用蜡，取其能固护药之气味，势力全备，以过关膈而作效也。今若投之蜜相和，虽易为丸剂，然下咽亦易散化，如何得到脏中？若其间更有毒药，则便与人作病，岂徒无益而又害之，全非用蜡之本意。至如桂心，於得更有上虚软甲错处可削之也？凡此之类，亦更加详究。

今人用麻黄，皆合捣诸药中。张仲景方中，皆言去上沫。序例中言先别煮三两沸，掠去其沫，更益水如本数，乃纳余药，不尔，令人发烦。甚得用麻黄之意，医家可持此说。然云：折去节，令通理，寸剉之，不若碎剉如豆大为佳，药味易出，而无遗力也。

陶隐居云：药有宣、通、补、泄、轻、重、涩、滑、燥、湿。此十种今详之，惟寒、热二种何独见遗？如寒可去热，大黄、朴硝之属是也。如热可去寒，附子、桂之属是也。今特补此二种，以尽厥旨。

卷之二

序例中

人之生，实阴阳之气所聚耳，若不能调和阴阳之气，则害其生。故《宝命全形篇》论曰：人以天地之气生。又曰：天地合气，命之曰人，是以阳化气、阴成形也。夫游魂为变者，阳化气也。精气为物者，阴成形也。阴阳气合，神在其中矣。故《阴阳应象大论》曰：天地之动静，神明为之纲纪，即知神明不可以阴阳摄也。《易》所以言阴阳不测之谓神，盖为此矣。故曰，神不可大用，大用即竭；形不可大劳，大劳则毙。是知精、气、神，人之大本，不可不谨养。智者养其神，惜其气，以固其本。世有不谨卫生之经者，动皆触犯。既以犯养生之禁，须假以外术保救，不可坐以待毙。本草之经，于是兴焉。既知保救之理，不可不穷保救之事，《衍义》于是存焉。二者其名虽异，其理仅同。欲使有知无知尽臻寿域，率至安乐之乡，适是意者，求其意而可矣。

养心之道未可忽也。六欲七情千变万化，出没不定，其言至简，其义无穷，而以一心对无穷之事，不亦劳乎？心苟不明，不为物所病者，未之有也。故明达之士，遂至忘心，心既忘矣，则六欲七情无能为也。六欲七情无能为，故内事不生。内事不生，故外患不能入。外患不能入，则本草之用，实世之刍狗耳。若未能达是意而至是地，则未有不缘六欲七情而起忧患者。忧患既作，则此书一日不可阙也。愚何人哉，必欲斯文绝人之忧患乎。

右隐居以谓凡筛丸散药毕，皆更合于臼中，以杵捣数百过，如此恐干末渐荡，不可捣，不若令力士合研为佳。又曰：凡汤酒膏中用诸石，皆细捣之如粟，亦可以葛布筛令调匀，并以绵裹内中，其雄黄、朱砂辈，细末如粉。今详之：凡诸石虽是汤酒中，亦须稍细，药力方尽出，效亦速。但临服须澄滤后再上火，不尔，恐遗药力不见效。汤酒中尚庶几，若在服食膏中，岂得更如粟也。不合如此立例，当在临时应用详酌尔。又说㕮咀两字，《唐本》注谓为商量斟酌，非也。《嘉祐》复符陶隐居说为细切，亦非也。儒家以谓有含味之意，如人以口齿咀啮，虽破而不尘，但使含味耳。张仲景方多言㕮咀，其义如此。

病人有既不洞晓医药，复自行臆度，如此则九死一生。或医人未识其病，或以财势所迫，占夺强治，如此之辈，医家病家不可不察也。要在聪明贤达之士掌之，则病无不济，医无不功。世间如此之事甚多，故须一一该举，以隄或然。

夫人有贵贱少长，病当别论。病有新久虚实，理当别药。盖人心如面，各各不同。惟其心不同，脏腑亦异。脏腑既异，乃以一药治众人之病，其可得乎？故张仲景曰：又有土地高下不同，物性刚柔，餐居亦异。是故黄帝兴四方之问，岐伯举四治之能，临病之功，宜须两审。如是则依方合药，一概而用，亦以疏矣。且如贵豪之家，形乐志苦者也。衣食足则形乐，心虑多则志苦。岐伯曰：病生于脉。形乐则外实，志苦则内虚，故病生于脉。所养既与贫下异，忧乐思虑不同，当各逐其人而治之。后世医者，直委此一节，闭绝不行，所失甚矣。尝有一医官，暑月与贵人饮。贵人曰：我昨日饮食所伤，今日食减。医曰：可饵消化药，他人当服十丸，公当减其半。下咽未久，疏逐不已，几致毙。以此较之，虚实相辽，不可不察，故曰病当别论。又有一男子，暑月患血痢，医者妄以凉药逆制，专用黄连、阿胶、木香药治之。此药始感便治则可，今病久肠虚，理不可服，逾旬不已，几致委顿，故曰理当别药。如是论之，诚在医之通变。又须经历，则万无一失。引此为例，余可效此。

凡用药必须择州土所宜者，则药力具，用之有据。如上党人参、川蜀当归、齐州半夏、华州细辛，又如东壁土、冬月灰、半天河水、热汤、浆水之类，其物至微，其用至广，盖亦有理。若不推究厥理，治病徒费其功，终亦不能活人。圣贤之意不易尽知，然舍理何求哉？

凡人少、长、老，其气血有盛、壮、衰三等。故岐伯曰：少火之气壮，壮火之气衰。盖少火生气，壮火散气，况复衰火，不可不知也。故治法亦当分三等。其少日服饵之药，于壮老之时，皆须别处之，决不可忽也。世有不留心于此者，往往不信，遂致困危，哀哉！

今人使理中汤、丸，仓卒之间多不效者，何也？是不知仲景之意，为必效药，盖用药之人有差殊耳。如治胸痹，心中痞坚，气结胸满，胁下逆气抢心，治中汤主之，人参、术、干姜、甘草四物等，共一十二两，水八升，煮取三升，每服一升，日三服，以知为度。或作丸，须鸡子黄大，皆奇效。今人以一丸如杨梅许，服之病既不去，乃曰药不神。非药之罪，用药者之罪也。今引以为例，他可效此。然年高及素虚寒人，当逐宜减甘草。

夫高医以蓄药为能，仓卒之间，防不可售者所须也。若桑寄生、桑螵蛸、鹿角胶、天灵盖、虎胆、蟾酥、野驼、萤、蓬蘽、空青、婆娑石、石蟹、冬灰、腊雪水、松黄之类，如此者甚多，不能一一遍举。唐元澹字行冲，尝谓狄仁杰曰：下之事上，譬富家储积以自资也。脯、腊、膎、胰，以供滋膳。参、术、芝、桂，以防疾疢。门下充旨味者多矣，愿以小人备一药，可乎？仁杰笑曰：公正吾药笼中物，不可一日无也。然梁公因事而言，独譬之以药，则有以见天下万物之中，尤不可阙者也。知斯道也，知斯意而已。

凡为医者，须略通古今，粗守仁义，绝驰惊能所之心，专博施救拔之意。如此则心识自明，神物来相，又何必戚戚沽名，龊龊求利也。如或不然，则曷以致姜抚沽誉之惭，逌华佗[1]之矜能受戮乎。

尝读《唐·方技传》，有云：医要在视脉，惟用一物攻之，气纯而愈速。一药偶得，他药相制，弗能专力，此难愈之验也。今详之：病有大小、新久、虚实，岂可只以一药攻之？若初受病小，则庶几；若病大多日，或虚或实，岂得不以他药佐使？如人用硫黄，皆知此物大热，然石性缓，仓卒之间，下咽不易便作效。故智者又以附子、干姜、桂之类相佐使以发之，将并力攻疾，庶几速效。若单用硫黄，其可得乎？故知许嗣[2]宗之言未可全信，贤者当审度之。

夫用药如用刑，刑不可误，误即干人命。用药亦然，一误

---

[1] 佗：原作"他"，据文义改。

[2] 嗣：当作"胤"，因避宋太祖赵匡胤之讳。

即便隔生死。然刑有鞠司，鞠成然后议定，议定然后书罪，盖人命一死，不可复生，故须如此详谨。今医，人才到病家，便以所见用药。若高医识病知脉，药又相当，如此，即应手作效。或庸下之流，孟浪乱投汤剂，逡巡便致困危。如此杀人，何太容易。世间此事甚多，良由病家不择医，平日未尝留心于医术也，可不惧哉！

卷之三

序例下

治妇人虽有别科，然亦有不能尽圣人之法者。今豪足之家，居奥室之中，处帷幔之内，复以帛蒙手臂，既不能行望色之神，又不能弹切脉之巧，四者有二阙焉。黄帝有言曰：凡治病，察其形气色泽，形气相得，谓之可治；色泽以浮，谓之易已；形气相失，谓之难治；色夭不泽，谓之难已。又曰：诊病之道，观人勇怯，骨肉皮肤，能知其情，以为诊法。若患人脉病不相应，既不得见其形，医人只据脉供药，其可得乎？如此言之，於能尽其术也。此医家之公患，世不能革。医者不免尽理质问，病家见所问繁，还为医业不精，往往得药不肯服，似此甚多。扁鹊见齐侯之色，尚不肯信，况其不得见者乎？呜呼！可谓难也已！

又妇人病温已十二日，诊之，其脉六七至而涩，寸稍大，尺稍小，发寒热，颊赤口干，不了了，耳聋。问之，病后数日，经水乃行，此属少阳热入血室也。若治不对病，则必死。乃按其证，与小柴胡汤服之，二日，又与小柴胡汤加桂枝干姜汤，一日，寒热遂已，又云：我脐下急痛，又与抵当①丸，微利，脐下痛痊。身渐凉和，脉渐匀，尚不了了，乃复与小柴胡汤。次日云：我但胸中热燥，口鼻干。又少与调胃承气汤，不得利。次日又云：心下痛。又与大陷胸丸半服，利三行。而次日虚烦不宁，时妄有所见，时复狂言。虽知其尚有燥屎，以其极虚，不敢攻之。遂与竹叶汤，去其烦热。其夜大便②自通，至晓两次，中有燥屎数枚，而狂言虚烦尽解。但咳嗽唾沫，此肺虚也。若不治，恐乘虚而成肺痿，遂与小柴胡去人参、大枣、生姜，加干姜、五味子汤。一日咳减，二日而病悉愈。以上皆用张仲景方。

有妇人病吐逆，大小便不通，烦乱，四肢冷，渐无脉息。一日半，与大承气汤两剂，至夜半渐得大便通，脉渐生，翌日乃安。此关格之病，极难治，医者当谨审也。经曰：关则吐逆，格则不得小便。如此亦有不得大便者。

有小儿病虚滑，食略化，大便日十余次，四肢柴瘦，腹大，食讫又饥，此疾正是大肠移热于胃，善食而瘦，又谓之食㑊者。时五六月间，脉洪大，按之则绝。今六脉既单洪，则夏之气独然，按之绝，则无胃气也。经曰：夏脉洪，洪多胃气，少曰病，但洪无胃气曰死。夏以胃气为本，治疗失于过时，后不逾旬，果卒。

有人病久嗽，肺虚生寒热，以款冬花焚三两芽，俟烟出，以笔管吸其烟，满口则咽之，至倦则已。凡数日之间五七作，瘥。

有人病疟月余日，又以药吐下之，气遂弱，疾未愈。观其病与脉，乃夏伤暑，秋又伤风，乃与柴胡汤一剂，安。后又饮

---

① 当：原作"党"，据文义改。
② 便：原作"通"，据文义改。

食不节，寒热复作。此盖前以伤暑，今以饮食不谨，遂致吐逆不食，胁下牵急而痛，寒热无时，病名痰疟。以十枣汤一服，下痰水数升，明日又与理中汤二钱，遂愈。

有人苦风痰头痛，颤掉，吐逆，饮食减，医以为伤冷物，遂以药温之，不愈。又以丸药下之，遂厥。复与金液丹后，谵语，吐逆，颤掉，不省人事，若见鬼，循衣摸床，手足冷，脉伏。此胃中有结热，故昏瞀不省人，以阳气不能布于外，阴气不持于内，即颤掉而厥。遂与大承气汤，至一剂，乃愈。方见仲景。后服金箔丸，方见《删繁》。

有男子年六十一，脚肿生疮，忽食猪肉不安。医以药利之，稍愈时出外中风，汗出后，头面暴肿起，紫黑色，多睡。耳轮上有浮泡小疮，黄汁出。乃与小续命汤中加羌活一倍，服之遂愈。

有人年五十四，素羸，多中寒，近服菟丝有效。小年常服生硫黄数斤，脉左上二部，右下二部，弦紧有力。五七年来，病右手足筋急拘挛，言语稍迟，遂与仲景小续命汤，加薏苡仁一两，以治筋急。减黄芩、人参、芍药各半，以避中寒，杏仁只用一百五①枚。后云尚觉大冷，因令尽去人参、芍药、黄芩三物，却加当归一两半，遂安。今人用小续命汤者，比比皆是，既不能逐证加减，遂至危殆，人亦不知。今小续命汤，世所须也。故举以为例，可不谨哉！

夫八节之正气，生活人者也。八节之虚邪，杀人者也。非正气则为邪，非真实则为虚。所谓正气者，春温、夏热、秋凉、冬寒，此天之气也。若春在经络，夏在肌肉，秋在皮肤，冬在

①　一百五：诸本同。疑误，待考。

骨髓，此人之气也。在处为实，不在处为虚。故曰，若以身之虚，逢时之虚邪不正之气，两虚相感，始以皮肤经络，次传至脏腑，逮于骨髓，则药力难及矣。如此则医家治病，正宜用药抵截散补，防其深固而不可救也。又尝须保护胃气。举斯为例，余可效此。

卷之四

【**玉泉**】经云：生蓝田山谷，采无时。今蓝田山谷无玉泉。泉水，古今不言采。又曰：服五斤。古今方，水不言斤。又曰：一名玉札。如此则不知定是何物。诸家所解，更不言泉，但为玉立文。陶隐居虽曰可消之为水，故名玉泉。诚如是，则当言玉水，亦不当言玉泉也。盖泉具流布之义，别之则无所不通。《易》又曰：山下出泉蒙，如此则诚非止水，终未臻厥理。今详泉字乃是浆字，于义方允。浆中既有玉，故曰服五斤。去古既远，亦文字脱误也。采玉为浆，断无疑焉。且如书篇尚多亡逸，况《本草》又在唐尧之上，理亦无怪。谓如蛇含，《本草》误为蛇全《唐本》注云：全字乃是合字，陶见误本改为含，尚如此不定。后有铁浆，其义同此。又《道藏经》有金饭玉浆之文，唐李商隐有琼浆未饮结成冰之诗，是知玉诚可以为浆。又荆门军界有玉泉寺，中有泉，与寻常泉水无异，亦不能治病。寺中日用此水。又西洛有万安山，山腹间有寺曰玉泉。尝两登是山，质玉泉之疑，寺僧皆懵不能答。寺前有泉一派，供寺中用。泉窦皆青石，与诸井水无异。若按别本注：玉泉，玉之泉液也，以仙室玉池中者为上。如此则举世不能得，亦漫立此名，故知别本所注为不可取。又有燕玉出燕北，体柔脆，如油和粉色，不入药，当附于此。

【丹砂】今人谓之朱砂。辰州朱砂，多出蛮峒。锦州界猎獠峒老鸦井，其井深广数十丈，先聚薪于井，满则纵火焚之。其青石壁迸裂处，即有小龛，龛中自有白石床。其石如玉，床上乃生丹砂。小者如箭镞，大者如芙蓉，其光明可鉴，研之鲜红，砂泪^①床，大者重七八两，至十两者，晃州亦有。形如箭镞、带石者，得自土中，非此之比也。此物镇养心神，但宜生使。炼服，少有不作疾者，亦不减硫黄辈。又一医流服伏火者数粒，一旦大热，数夕而毙。李善胜尝炼朱砂为丹，经岁余，沐浴再入鼎，误遗下一块，其徒丸服之，遂发懵冒，一夕而毙。其生朱砂，初生儿便可服，因火力所变，遂能杀人，可不谨也。

【空青】功长于治眼。仁庙朝，尝诏御药院，须中空有水者，将赐近戚，久而方得。其杨梅青，治医极有功。中亦或有水者，其用与空青同，第有优劣耳。今信州穴山而取，世谓之杨梅青，极难得。

【绿青】即石碌是也。其石黑绿色者佳，大者刻为物形，或作器用。又同硇砂，作吐风涎药，验则验矣，亦损心肺。

【云母】古虽有服炼法，今人服者至少，谨之至也。市廛^②多折作花朵以售之。今惟合云母膏，治一切痈毒疮等，惠民局别有法。

【石钟乳】萧炳云：如蝉翼爪甲者为上，如鹅管者下。经既言乳，今复不取乳，此何义也？盖乳取其性下，不用如雁齿者，谓如乌头、附子不用尖角之义同。但明白光润轻松，色如炼硝石者佳。服炼别有法。

---

① 泪（jì）：浸润。

② 市廛（shì chán）：指店铺集中的市区。

【朴硝】是初采扫得，一煎而成者，未经再炼治，故曰朴硝。其味酷涩，所以力坚急而不和，可以熟生牛马皮，及治金银有伪。葛洪治食鲙不化，取此以荡逐之。腊月中以新瓦罐，满注热水，用朴硝二升，投汤中，搅散，挂北檐下，俟硝渗出罐外，羽收之。以人乳汁调半钱，扫一切风热毒气攻注目睑[①]外，及发于头面、四肢肿痛，应手神验。

【芒硝】经云：生于朴硝。乃是朴硝以水淋汁，澄清，再经熬炼减半，倾木盆中，经宿，遂结芒有廉棱者。故其性和缓，古今多用以治伤寒。

【硝石】是再煎炼时，已取讫芒硝凝结在下如石者。精英既去，但余滓而已。故功力亦缓，惟能发烟火。《唐本》注：盖以能消化诸石，故名硝石。煎柳枝汤煮三周时，即伏火，汤耗，即又添柳枝汤。

【英硝】是硝之精英者。其味甘，即马牙硝也。别有法，炼治而成。由其煎炼，故其味亦别。治五脏积热。然四物本出于一物。由此煎炼，故分出精粗，所以其用亦不相远。

【矾石】今坊州矾务，以野火烧过石，取以煎矾。色惟白，不逮晋州者。皆不可多服，损心肺，却水故也。水化书纸上，才干，水不能濡，故知其性却水。治涎药多须者，用此意尔。火枯为粉，贴嵌甲。牙缝中血出如衄者，贴之亦愈。

【滑石】今谓之画石，以其软滑可写画。淋家多用。若暴得吐逆不下食，以生细末二钱匕，温水服，仍急以热面半盏，押定。

【紫石英】明澈如水精，其色紫而不匀。张仲景治风热瘛疭

---

① 睑：原作"脸"，据柯本改。

及惊痫瘛疭，风引汤：紫石英、白石英、寒水石、石膏、干姜、大黄、龙齿、牡蛎、甘草、滑石等份，混合㕮咀。以水一升，煎去三分，食后量多少温呷，不用滓，服之无不效者。

【白石英】状如紫石英，但差大而六棱，白色如水精。紫白二石英，当攻疾，可暂煮汁用，未闻久服之益。张仲景之意，只令㕮咀，不为细末者，岂无意焉。其久服，更宜详审。

【赤石脂】今四方皆有，以舌试之，黏着者为佳。有人病大肠寒滑，小便精出，诸热药服及一斗二升，未甚效。后有人教服赤石脂、干姜各一两，胡椒半两，同为末，醋糊丸如梧桐子大，空心及饭前米饮下五七十丸。终四剂，遂愈。

【白石脂】有初生未满月小儿，多啼叫，致脐中血出，以白石脂细末贴之，即愈。未愈，微微炒过，放冷再贴，仍不得剥揭。

【石中黄子】此子①字误也，子当作水，况当条自言未成余粮黄浊水，焉得却名之子也？若言未干者，亦不得谓之子也。子字乃水字无疑。又曰太一余粮者，则是兼石言之者也。今医家用石中黄，只石中干者及细末者，即便是。若用禹余粮石，即用其壳。故本条言一名石脑，须火烧醋淬。如此即是石中黄水为一等，石中黄为一等，太一余粮为一等，断无疑焉。

【婆娑石】今则转为摩娑石，如淡色石绿间微有金星者佳，磨之色如淡乳汁，其味淡。又有豆斑②石，亦如此石，但于石上有黑斑点，无金星。

【无名异】今《图经》曰：《本经》云，味甘平，治金疮折伤，生肌肉。今云味咸寒，消肿毒痈肿，与《本经》所说不同，

---

① 子：原作"又"，据柯本改。
② 斑：原作"班"，诸本同。据文义改。

疑别是一种。今详上文三十六字未审，今云字下，即不知是何处云也。

【菩萨石】出峨嵋山中，如水精明澈，日中照出五色光，如峨嵋普贤菩萨圆光，因以名之，今医家鲜用。

卷之五

【金屑】不曰金而更加屑字者，是已经磨屑可用之义，如玉浆之义同。《二①经》不解屑为未尽，盖须烹炼锻屑为薄，方可研屑入药。陶隐居云：凡用银屑，以水银和成泥。若非锻屑成薄，焉能以水银和成泥也？独不言金屑，亦其阙也。生金有毒，至于杀人，仍为难解。有中其毒者，惟鹧鸪肉可解，若不经锻屑，则不可用。颗块金即穴山，或至百十尺，见伴金石，其石褐色，一头如火烧黑之状，此定见金也。其金色深赤黄。麸金即在江沙水中，淘汰而得，其色浅黄。此等皆是生金也，得之皆当销炼。麸金耗折少，块金耗折多。入药当用块金，色既深则金气足。余更防雹制成及点化者，如此，焉得更有造化之气也。若本朝张永德，字抱一，并州人。五代为潞帅，淳化二年改并州。初寓睢阳，有书生邻居卧病，永德疗之，获愈。生一日就永德求汞伍两。即置鼎中，煮成中金。永德恳求药法，生曰：君当贵，吾不吝此，虑损君福。锻工毕升言：祥符年，尝在禁中为方士王捷锻金。以铁为金，凡百余两为一饼，辐解为八段，谓之鸦嘴金。初自冶中出，色尚黑。由是言之，如此之类，乃是水银

---

① 二：大成本作“本”。

及铁用药制成，非造化所成，功治焉得不差？殊如惠民局合紫雪用金，盖假其自然金气尔。然恶锡。又东南方金色深，西南方金色淡，亦土地所宜也，入药故不如色深者，然得余甘子则体柔，亦相感尔①。

【银屑】金条中已解屑义。银本出于矿，须煎炼而成，故名熟银。所以于后别立生银条也。其用与熟银大同。世有术士，能以朱砂而成者，有铅汞而成者，有焦铜而成者，於复更有造化之气，岂可更入药？既有此类，不可不区别。其生银即是不自矿中出，而特然自生者，又谓之老翁须，亦取像而言之耳。然银屑经言有毒，生银经言无毒，释者漏略不言。盖生银已生发于外，无蕴郁之气，故无毒。矿银尚蕴蓄于石中，郁结之气全未敷畅，故言有毒。亦恶锡。

【水银】入药虽各有法，极须审谨，有毒故也。妇人多服绝娠。今人治小儿惊热涎潮，往往多用。经中无一字及此，亦宜详谛。得铅则凝，得硫黄则结，并枣肉研之则散。别法煅为腻粉、粉霜，唾研毙虱。铜得之则明，灌尸中则令尸后腐。以金银铜铁置其上则浮，得紫河车则伏。唐韩愈云：太学博士李干，遇信安人方士柳贲，能烧水银为不死药。以铅满一鼎，按中为空，实以水银，盖封四际，烧为丹砂，服之下血。比四年，病益急，乃死。余不知服食说自何世起，杀人不可计，而世慕尚之益至。此其惑也。在文书所记，及耳闻传者不说，今直取目见，亲与之游，而以药败者六七公，以为世诫。工部尚书归登自说：既服水银得病，若有烧铁杖，自颠贯其下，摧而为火，射窍节以出，狂痛号呼，乞绝。其茵席得水银，发且止，唾血，十数

---

① 尔：原脱，据柯本、陆本补。

年以毙。殿中御史李虚中，疽发其背死。刑部尚书李逊谓余曰：我为药误。遂死。刑部侍郎李建，一旦无病死。工部尚书孟简邀我于万州，屏人曰：我得秘药，不可独不死，今遗子一器，可用枣肉为丸服之。别一年而病。后有人至，讯之。曰：前所服药误，方且下之，下则平矣。病二岁卒。东川节度御史大夫卢坦，溺血，肉痛不可忍，乞死。金吾将军李道古，以柳贲得罪，食贲药，五十死海上。此可为诫者也。蕲①不死，乃速得死，谓之智，可不可也？五谷三牲，盐醯②果蔬，人所常御，人相厚勉，必曰强食。今惑者皆曰五谷令人夭，当务减节，临死乃悔。呜呼，哀也已！今有水银烧成丹砂，医人不晓，研为药衣，或入药中，岂不违误，可不谨哉！

【水银粉】下涎药，并小儿涎潮、瘰疬多用。然不可常服及过多，多则其损兼行。若兼惊，则尤须审谨。盖惊为心气不足，不可下，下之里虚，惊气入心不可治。若其人本虚，便须禁此一物，谨之至也。

【雄黄】非金苗。今有金窟处无雄黄。金条中言金之所生，处处皆有雄黄，岂处处皆得也。别法，治蛇咬，焚之熏蛇远去。又武都者，镌磨成物形，终不免其臭。唐甄立言仕为太常丞，有道人病心腹㵎烦，弥二岁，诊曰：腹有蛊，误食发而然。令饵雄黄一剂，少选，吐一蛇如拇指，无目，烧之有发气，乃愈。此杀毒虫之验也。

【雌黄】入药最稀，服石者宜审谛。治外功多，方士点化术多用，亦未闻其终始如何。画工或用之。

【石硫黄】今人用治下元虚冷，元气将绝，久患寒泄，脾胃

---

① 蕲（qí）：古同"祈"，祈求。

② 醯：原作"醢"，据文义改。

虚弱，垂命欲尽，服之无不效。中病当便已，不可尽剂。世人盖知用而为福，不知用久为祸。此物损益兼行，若俱弃而不用，当仓卒之间，又可阙乎？或更以法制，拒火而又常服者，是亦弗思也。在本朝[①]则不言如此服良，但专治妇人。不知者，往往更以酒服，其可得乎？或脏中久冷，服之先利。如病势危急，可加丸数服，少则不效。仍加附子、干姜、桂。

【阳起石】如狼牙者佳。其外色不白，如姜石。其大块者，亦内白。治男子、妇人下部虚冷，肾气乏绝，子脏久寒，须水飞研用。凡石药冷热皆有毒，正宜斟酌。

【凝水石】又谓之寒水石，纹理通彻，人或磨刻为枕，以备暑月之用。入药须烧过，或市人烧入腻粉中以乱真，不可不察也。陶隐居言：夏月能为冰者佳，如此则举世不能得，似乎失言。

【石膏】二书纷辨不决，未悉厥理。详《本经》元无方解石之说，只[②]缘《唐本》注石膏、方解石大体相似。因此一说，后人遂惑。经曰：生齐山山谷，及齐卢山、鲁蒙山。采无时，即知他处者为非。今《图经》中又以汾州者编入，前后人都不详。经中所言细理白泽者良，故知不如是，则非石膏也。下有理石条中经云：如石膏顺理而细，又可明矣。今之所言，石膏、方解石，二者何等有顺理细纹又白泽者。有是，则石膏也；无是，则非石膏也。仍须是经中所言州土者，方可入药，余皆偏见，可略不取。仲景白虎汤中，服之如神。新校正仲景《伤寒论》后言，四月以后，天气热时，用白虎者是也。然四方气候不齐，又岁中气运不一，方所既异，虽其说甚雅，当此之时，亦宜两

---

① 本朝：人卫本作"本经"。
② 只：原作"正"，诸本同。因"正"与"止"形似，疑误。"止"通"只"，据文义改。

审。若伤寒热病，或大汗后，脉洪大，口舌燥，头痛，大渴不已；或着暑热，身痛倦怠，白虎汤服之无不效。

【磁石】色轻紫，石上皲涩，可吸连针铁，俗谓之吸铁石。养益肾气，补填精髓，肾虚耳聋目昏皆用之。入药，须烧赤醋淬。其玄石，即磁石之黑色者也。多滑净。其治体大同小异，不可分而为二也。磨针锋则能指南，然常偏东不全南也。其法取新矿中独缕，以半芥子许蜡，缀于针腰，无风处垂之，则针常指南。以针横贯灯心，浮水上，亦指南，然常偏丙位。盖丙为大火，庚辛金受其制，故如是，物理相感尔。

【理石】如长石，但理石如石膏顺理而细，其非顺理而细者为长石，治疗亦不相辽。

【铁矿】于矿中炼出者，谓之生铁。铁落，断而落者也。镰铁，炒成熟铁也。刚铁，炼铁，去滓者也。铁精、针沙、铁浆，以上七等，取汁，各依经用。铁华粉、铁粉，以上二等，烧煅取。马衔、秤锤、车辖、杵、锯，以上五等，特以其意使之耳。其生铁既自火中炼石而出，世谓之生铁。亦如炒脂麻取油，谓之生油，其义亦同，白油麻条中已著。铁粉，以生姜汁调擦眉上，生眉毛。钢铁，今用柔铁屈盘，乃以生铁陷其间，泥封炼之，锻令相入，谓之团钢，又曰灌钢。此盖草创之钢，亦不免伪也。盖生铁之坚，及三四炼，则生铁亦自熟，却是柔铁，而天下莫以为非。磁州炼坊，方识真钢。凡铁之有钢，如面之有筋，濯洗、揉面既尽，筋乃见，炼钢亦然。恒 [①] 取精铁一百余斤，每锻一火，称之遂轻。累锻称之，至于不减耗，此则纯钢也。实铁之精纯者，虽百炼不耗矣。其色清明，磨莹之，则黯

---

① 恒：原作"恒"，据陆本改。柯本作"但"。

黯而清且黑。亦有炼之尽，全无钢者，系地之所产精粗尔。前所谓铁精者，其说有二：陶隐居言出锻灶中，如尘、紫色、轻者为佳，亦以摩莹铜器用之。《日华子》又云：犁镵尖浸水中名为铁精。本条既言化铜，则隐居所说是。盖锻灶中尘紫摩铜则明，浸犁镵尖水非是。

【食盐】《素问》曰：咸走血。故东方食鱼盐之人多黑色，走血之验，故可知矣。病嗽及水者，宜全禁之。北狄用以淹尸，取其不坏也，至今如此。若中蚑蚓毒，当以盐洗沃，亦宜汤化饮汁。其烧剥金银，熔汁作药，仍须解州池盐为佳。齿缝中多血出，常以盐汤嗽，即已。益齿走血之验也。

【太阴玄精石】合他药，涂大风疾。别有法，阴证伤寒，指甲面色青黑，六脉沉细而疾；心下胀满、结硬、躁渴，虚汗不止，或时狂言，四肢逆冷，咽喉不利，腹疼，亦须佐他药兼之。《图经本草》已有法，惟出解州者良。

【密陀僧】坚重，椎破如金色者佳。

【桃花石】有赤、白两等。有赤地淡白点如桃花片者。有淡白地、有淡赤点、如桃花片者。人往往镌磨为器用，今人亦罕服食。

【花乳石】其色如硫黄，《本经》第五卷中已著。今出陕、华间，于黄石中间，有淡白点，以此得花之名。今惠民局花乳石散者是。此物陕人又能镌为器。《图经》第二卷中，易其名为花蕊石，是却取其色黄也。更无花乳之名，虑岁久为世所惑，故书之。

【珊瑚】治翳目，今人用为点眼筋。有一等红油色，有细纵纹可爱。又一种如铅丹色，无纵纹为下。入药用红油色者。尝见一本高尺许，两枝直上，分十余歧，将至其颠，则交合连理，仍红润有纵纹，亦一异也。波斯国海中，有珊瑚洲。海人乘大舶，堕铁网水底。珊瑚所生磐石上，白如菌，一岁而黄，三岁赤，枝干交错，高三四尺。铁发其根，系网舶上，绞而出之。失时不取则腐。

【玛瑙】非石、非玉，自是一类。有红、白、黑色三种，亦有其纹如缠丝者。出西裔者佳。彼土人以小者碾为好玩之物，大者碾为器。今古方入药，绝可用此物。西方甚重，故佛经多言之。其马口吐出，既知谬言，不合编入。

【石花】白色，圆如覆大马杓，上有百十枝，每枝各槎牙分歧如鹿角，上有细纹起。以指撩之，铮铮然有声。此石花也，多生海中石上，世方难得。家中自有一本，后又于大相国宫中见一本，然其体甚脆，不禁触击。本条所注皆非是。

【石蟹】直是今之生蟹，更无异处，但有泥与粗石相着。凡用，须去其泥并粗石，只用蟹，磨合他药点目中，须水飞。

【石蛇】《本经》不收，始自《开宝本草》添附。其色如古墙上土，盘结如楂梨大，中空，两头巨细一等，无盖，不与石蟹同类。蟹则真蟹也，蛇非真蛇，今人用之绝少。

卷之六

【**青琅玕**】《书》曰：三危既宅。三危，西裔之山也，厥贡惟球琳琅玕。孔颖达以谓琅玕石似玉。《新书》亦谓三苗、西戎。《西域记》云：天竺国正出此物。陶隐居谓为未[①]，名大丹名。既是大丹名，则《本经》岂可更言煮炼服之。又曰：可化为丹。陶不合远引，非此琅玕也。《唐本》注云：是琉璃之类。且琉璃火成之物，琅玕又非火成。经曰：生蜀郡平泽。安得同类言之，其说愈远。且佛经所谓琉璃者，正如鬼谷珠之类，乃火成之物也，今人绝不见用。

【**礜石并特生礜石**】《博物志》及陶隐居皆言此二石鹳取之以壅卵，如此则是一物也。隐居又言：仙经不云特生，则只是前白礜石。今《补注》但随文解义，不见特生之意。盖二条只是一物，但以特生不特生为异耳。所谓特生者，不附著他石为特耳。今用者绝少，惟两字礜石入药，然极须谨用，其毒至甚。及至论鹳巢中者，又却从谬说。鹳巢中皆无此石，乃曰：鹳常入水，冷，故取以壅卵。如此则鸬鹚、雁、鹜之类，皆食于水，亦自繁息生化，复不用此二石。其说往往取俗士之言，未尝究

---

① 未：柯本作"木"，义胜。

其实而穷其理也。尝官于顺安军，亲检鹳巢，率无石。矧礜石焉得处处有之。然治久积及久病胸腹冷有功，直须谨用，盖其毒不可当。

【代赭】方士炉火中多用，丁头光泽坚实，赤紫色者佳。

【白垩】即白善土，京师谓之白土子。方寸许切成段，鬻于市，人得以浣衣。今人合王瓜，等份为末，汤点二钱服，治头痛。

【赤土】今公府用以饰椽柱者。水调细末一二钱服，以治风疹。

【大盐】新者不苦，久则咸苦。今解州盐池所出者，皆成斛子，其形大小不等，久亦苦。海水煎成者，但味和。二盐互有得失。入药及金银作，多用大盐及解盐。傍海之人多黑色，盖日食鱼盐，此走血之验也。齿缝中血出，盐汤漱之，及接药入肾。北虏以盐淹尸，使不腐。

【戎盐】成垛，裁之如枕，细白，味甘咸，亦功在却血。入肾，治目中瘀赤、涩昏。

【铅丹】本谓之黄丹，化铅而成。别有法，《唐本》注：炒锡作。然经称铅丹，则炒锡之说误矣，亦不为难辨。盖锡则色黯暗，铅则明白，以此为异。治疟及久积皆用。

【粉锡】胡粉也，又名定粉。止泄痢、积聚及久痢。

【铅霜】《图经》已著其法，治上膈热涎塞。涂木瓜失酸味，金克木也。

【古文钱】古铜焦赤有毒，治目中瘴瘀，腐蚀坏肉。妇人横逆产，五淋多用。非特为有锡也，此说非是。今但取景王时大泉五十及宝货，秦半两，汉荚钱、大小五铢，吴大泉五百、大泉当千，宋四铢、二铢，及梁四柱，北齐常平五铢。尔后其品尚多，如此之类方可用。少时常自患暴赤目肿痛，数日不能开。

客有教以生姜一块，洗净去皮，以古青铜钱刮取姜汁，就钱棱上点。初甚苦热，泪蔗面。然终无损。后有患者，教如此点，往往疑惑。信士点之，无不获验。一点遂愈，更不可再作。有疮者不可用。

【金牙】今方家绝用今。以此故，商客无利不贩卖，医者由是委而不用，兼所出惟蜀郡有之，盖亦不广也。余如经。

【石灰】水调一盏，如稠粥，拣好糯米粒全者，半置灰中，半灰外。经宿，灰中米色变如水精。若人手面上有黑黡子及纹刺，先微微以针头拨动，置少许如水精者于其上，经半日许，黡汁自出，剔去药不用，且不得着水，三二日愈。又取新硬石灰一合，以醋炒，调如泥，于患偏风牵口喎邪人口唇上不患处一边涂之，立便牵正。

【冬灰】诸家只解灰而不解冬，亦其阙也。诸灰一烘而成，惟冬灰，则经三四月方彻炉。灰既晓夕烧灼，其力得不全燥烈乎？而又体益重。今一爇①而成者体轻，盖火力劣，故不及冬灰耳。若古紧面少容方中，用九烧益母灰，盖取此义。如或诸方中用桑灰，自合依本法。既用冬灰，则须尔。《唐本》注云：冬灰本是藜灰，未知别有何说。又汤火灼，以饼炉中灰细罗，脂麻油调，羽扫，不得着水，仍避风。

【伏龙肝】妇人血露，蚕沙一两，炒伏龙肝半两，阿胶一两，同为末，温酒调，空肚服二三钱，以知为度。本条中有东壁土，陈藏器云：取其东壁土，久干也。今详之：南壁土，亦向阳久干也，何不取？盖东壁常先得晓日烘炙。日者太阳真火，故治瘟疟。或曰：何不取午盛之时南壁土，而取日初出东壁土

---

① 爇（ruò 若）：燃烧。

者，何也？火生之时，其气壮。故《素问》云：少火之气壮。及其当午之时，则壮火之气衰，故不取，实用此义。或曰：何以知日者太阳真火？以水精珠，或心凹铜鉴，向日射之，以艾承接其光聚处，火出，故知之。

【半天河水】一水也。然用水之义有数种，种各有理。如半天河水，在上，天泽水也。故治心病、鬼疰、狂、邪气、恶毒。

【腊雪水】大寒水也，故解一切毒，治天行时气、温疫、热痫、丹石发、酒后暴热、黄疸。

【井华水】清冷澄澈水也，故通九窍，洗目肤翳，及酒后热痢。后世又用东流水者，取其快顺疾速，通关下膈者也。

【倒流水】取其回旋留止，上而不下者也。

【菊花水】本条见南阳郦县北潭水，其源悉芳。菊生被崖，水为菊味，此说甚怪。且菊生于浮土上，根深者不过尺，百花之中，此特浅露，水泉莫非深远而来，况菊根亦无香，其花当九月十月间，只三两旬中，焉得香入水也？若因花而香，其无花之月合如何也？殊不详。水自有甘、淡、咸、苦，焉知无有菊味者？尝官于永、耀间，沿干至洪门北山下古石渠中，泉水清澈。众官酌而饮。其味与惠山泉水等，亦微香。世皆未知之，烹茶尤相宜。由是知泉脉如此，非缘浮土上所生菊能变泉味。博识之士，宜细详之。

【浆水】不可同李实饮，令人霍乱吐利。

【热汤】助阳气，行经络。患风冷气痹人，多以汤渫脚至膝上，厚覆，使汗出周身。然别有药，亦终假汤气而行也。四时暴泄利，四肢冷，脐腹疼，深汤中坐，浸至腹上，频频作，生阳佐药，无速于此。虚寒人始坐汤中必战，仍常令人伺守。

【硇砂】金银有伪，投熔锅中，其伪物尽消散。剁人腹中有久积，故可溃腐也。合他药，治目中瞖，用之须水飞过，入瓷器中，于重汤中煮其器，使自干，杀其毒，及去其尘秒。

【硼①砂】含化咽津，治喉中肿痛，膈上痰热。初觉便治，不能成喉痹，亦缓取效可也。南番者，色重褐，其味和，其效速。西戎者，其色白，其味焦，其功缓，亦不堪作焊。

【姜石】所在皆有。须不见日色旋取，微白者佳。治疔肿殊效。

【自然铜】有人饲折翅雁，后遂飞去。今人打扑损，研极细，水飞过，同当归、没药各半钱，以酒调，频服，仍以手摩痛处。

【石燕】今人用者如蚬蛤之状，色如土，坚重则石也。既无羽翼，焉能自石穴中飞出，何故只堕沙滩上？此说近妄。《唐本》注：永州土岗上掘深丈余取之，形如蚶而小，重如石。则此自是一物，余说不可取。溃虚积药中多用。

【砒霜】疟家或用，才过剂，则吐泻兼作，须浓研绿豆汁，仍兼冷水饮，得石脑油即伏。今信州凿坑井，下取之。其坑常封锁，坑中有浊绿水，先绞水尽，然后下凿取。生砒谓之砒黄，其色如牛肉，或有淡白路，谓石非石，谓土非土，磨研酒饮，治癖积气有功。才见火，便有毒，不可造次服也。取砒之法：将生砒就置火上，以器覆之，令砒烟上飞，着覆器，遂凝结，累然下垂如乳，尖长者为胜，平短者次之。《图经》言大块者。其大块者已是下等，片如细屑者极下也。入药当用如乳尖长者，直须详谨。

【浮石】水飞，治目中瞖。今皮作家用之，磨皮上垢，无出此石。石蟹条中云：浮石，平，无毒，止渴，治淋，杀野兽毒，

---

① 硼：原作"蓬"，据文义改。

合于此条收入。

【**金星石**】【银星石】治大风疾。别有法，须烧用。金星石于苍石内，外有金色麸片。银星石，有如银色麸片。又一种深青色，坚润，中有金色如麸片，不入药，工人碾为器，或妇人首饰。余如《经》。

【**石脑油**】真者难收，多渗蚀器物。今入药最少，烧炼或须也。仍常用有油去声器贮之。又研生砒霜，入石脑油，再研如膏，入坩埚子内，用净瓦片子盖定，置火上，俟锅子红，泣尽油，出之。又再研，再入油，再上火，凡如此共两次，即砒霜伏。

卷之七

【**赤箭**】天麻苗也。然与天麻治疗不同，故后人分之为二。经中言八月采根曝干，故知此即苗也。

【**天门冬**】麦门冬之类。虽曰去心，但以水渍漉，使周润，渗入肌，俟软，缓缓擘取，不可浸出脂液。其不知者，乃以汤浸一二时。柔即柔矣，然气味都尽，用之不效，乃曰药不神，其可得乎？治肺热之功为多。其味苦，但专泄而不专收，寒多人禁服。余如二经。

【**麦门冬**】根上子也。治心肺虚热，并虚劳客热，亦可取苗作熟水饮。

【**苍术**】其长如大拇指，肥实，皮色褐，气味辛烈，须米泔浸洗，再换泔浸二日，去上粗皮。

【**白术**】粗促，色微褐，气味亦微辛，苦而不烈。古方及《本经》只言术，未见分其苍白二种也。只缘陶隐居言术有两种。自此，人多贵白者。今人但贵其难得，惟用白者，往往将苍术置而不用。如古方平胃散之类，苍术为最要药，功尤速。殊不详《本草》原无白术之名，近世多用，亦宜两审。嵇康曰：闻道人遗言，饵术、黄精，令人久寿，亦无白字。

【**地黄**】叶如甘露子，花如脂麻花，但有细斑点，北人谓之牛奶子。花、茎有微细短白毛。经只言干生二种，不言熟者。如血虚劳热，产后虚热，老人中虚燥热，须地黄者，生与生干常虑大寒，如此之类，故后世改用熟者。蒸曝之法：以细碎者洗出，研取汁，将粗地黄蒸出曝干，投汁中，浸三二时，又曝，再蒸，如此再过为胜，亦不必多。此等与干生二种，功治殊别。陶但云捣汁和蒸，殊用工意，不显其法，不注治疗，故须悉言耳。

【菖蒲】世又谓之兰荪，生水次，失水则枯，根节密者，气味足。有人患遍身生热毒疮，痛而不痒，手足尤甚，然至颈而止，黏着衣被，晓夕不得睡，痛不可任。有下俚教以菖蒲三斗，剉，日干之，椿罗为末，布席上，使病疮人恣卧其间，仍以被衣覆之。既不黏着衣被，又复得睡，不五七日之间，其疮如失。后自患此疮，亦如此用，应手神验。其石菖蒲，根络石而生者节乃密，入药须此等。

【泽泻】其功尤长于行水。张仲景曰：水搐渴烦，小便不利，或吐或泻，五苓散主之。方用泽泻，故知其用长于行水。《本经》又引扁鹊云：多服病人眼涩①，诚为行去其水。张仲景八味丸用之者，亦不过引接桂、附等归就肾经，别无他意。凡服泽泻散人，未有不小便多者。小便既多，肾气焉得复实？今人止泄精，多不敢用。

【山药】按《本草》上一字犯英庙讳。下一字曰蓣，唐代宗名豫，故改下一字为药，今人遂呼为山药。如此则尽失当日本名，虑岁久以山药为别物，故书之。此物贵生干方入药。其法：冬月以布裹手，用竹刀子剐去皮，于屋檐下风迳处，盛竹筛中，

---

① 涩：原脱，据商本补。

不得见日色。一夕干五分，俟全干收之，惟风紧则干速。所以用干之意，盖生湿则滑，不可入药，熟则只堪啖，亦滞气。余如经。

【菊花】近世有二十余种，惟单叶花小而黄绿，叶色深小而薄，应候而开者是也。《月令》所谓菊有黄华者也。又邓州白菊，单叶者亦入药，余医经不用。专治头目风热。今多收之作枕。

【甘草】枝叶悉如槐，高五六尺，但叶端微尖而糙涩，似有白毛。实作角生，如相思角，作一本生。子如小扁豆，齿啮不破。今出河东西界，入药须微炙，不尔，亦微凉。生则味不佳。

【人参】今之用者，皆河北榷场博易到，尽是高丽所出，率虚软味薄，不若潞州上党者味厚体实，用之有据。土人得一窠，则置于版上，以色丝缠系，根颇纤长，不与榷场者相类。根下垂有及一尺余者，或十歧者。其价与银等，稍为难得。

【石斛】细若小草，长三四寸，柔韧，折之如肉而实。今人多以木斛浑行，医工亦不能明辨。世又谓之金钗石斛，盖后人取象而言之。然甚不经，将木斛折之，中虚如禾草，长尺余，但色深黄光泽而已。真石斛治胃中虚热有功。

【牛膝】今西京作畦种，有长三尺者最佳。与苁蓉浸酒服，益肾。竹木刺入肉，嚼烂罨之，即出。

【细辛】用根，今惟华州者佳，柔韧，极细直，深紫色，味极辛，嚼之习习如椒。治头面风痛不可阙也。叶如葵叶，赤①黑，非此，则杜蘅也。杜蘅叶形如马蹄下，故俗云马蹄香。盖根似白前，又似细辛。襄、汉间一种细辛，极细而直，色黄白，乃是鬼督邮，不可用。

---

① 赤：原作"亦"，诸本同，据《本草纲目》改。

【茈胡】《本经》并无一字治劳，今人治劳方中鲜有不用者。呜呼！凡此误世甚多。尝原病劳，有一种真脏虚损，复受邪热，邪因虚而致劳，故曰劳者牢也。当须斟酌用之，如《经验方》中，治劳热青蒿煎丸，用柴胡正合宜耳，服之无不效。热去，即须急已。若或无热，得此愈甚，虽至死，人亦不怨，目击甚多《日华子》又谓补五劳七伤《药性论》亦谓治劳乏羸瘦。若此等病，苟无实热，医者执而用之，不死何待！注释本草，一字亦不可忽，盖万世之后，所误无穷耳。苟有明哲之士，自可处治。中下之学，不肯考究，枉致沦没，可不谨哉？可不戒哉！如张仲景治寒热往来如疟状，用柴胡汤，正合其宜。

【薏苡仁】此李商隐《太仓铭》中所谓薏苡似珠，不可不虞者也，取仁用《本经》云：微寒，主筋急拘挛。拘挛有两等，《素问》注中大筋受热，则缩而短，缩短故挛急不伸。此是因热而拘挛也，故可用薏苡仁。若《素问》言因寒即筋急者，不可更用此也。凡用之，须倍于他药。此物力势和缓，须倍加用，即见效。盖受寒即只能使[①]人筋急。受热，故使人筋挛。若但热而不曾受，又[②]亦能使人筋缓。受湿则又引长无力。

【车前】陶隐居云：其叶捣取汁服，疗泄精。大误矣！此药甘滑，利小便，走泄精气。经云：主小便赤，下气。有人作菜食，小便不禁，几为所误。

【茺蔚子】叶至初春亦可煮作菜食，凌冬不凋悴。唐武后九烧此灰，入紧面药。九烧之义，已具冬灰条中。

【木香】专泄决胸腹间滞塞冷气，他则次之。得橘皮、肉豆蔻、生姜相佐使绝佳，效尤速。又一种，尝自岷州出塞，得生

---

① 使：原脱，据柯本补。
② 又：柯本作"寒"。

青木香，持归西洛。叶如牛蒡但狭长，茎高三四尺，花黄，一如金钱，其根则青木香也。生嚼之，极辛香，尤行气。

【菟丝子】附丛木中，即便蔓延，花实无绿叶，此为草中之异。其上有菟丝下有茯苓之说，未必耳，已于茯苓条中具言之。

【巴戟天】本有心，干缩时偶自[①]落，或可以抽摘，故中心或空，非自有小孔子也。今人欲要中间紫色，则多伪，以大豆汁沃之，不可不察。外坚难染，故先从中间紫色。有人嗜酒，日须五七杯，后患脚气甚危，或教以巴戟半两，糯米同炒，米微转色，不用米，大黄一两，剉、炒，同为末，熟蜜为丸，温水服五七十丸，仍禁酒，遂愈。

---

① 自：原作"日"，据柯本改。

卷之八

【肉苁蓉】《图经》以谓皮如松子，有鳞。子字当为壳，于义为允。又曰：以酒净洗，去黑汁作羹。黑汁既去，气味皆尽。然嫩者方可作羹，老者苦。入药，少则不效。

【蒺藜】有两等：一等杜蒺藜，即今之道旁布地而生，或生墙上，有小黄花，结芒刺，此正是墙有茨者。花收摘荫干，为末，每服三二钱，饭后以温酒调服，治白癜风。又一种白蒺藜，出同州沙苑牧马处。黄紫花，作荚，结子如羊内肾。补肾药，今人多用。风家惟用刺蒺藜。

【防风】【黄芪】世多相须而用。唐许胤宗为新蔡王外兵参军，王太后病风，不能言，脉沉难对，医告术穷。胤宗曰：饵液不可进。即以黄芪、防风煮汤数十斛，置床下，气如雾熏薄之，是夕语。

【千岁藟】唐开元末，访隐民姜抚，已几百岁，召至集贤院。言服常春藤，使白发还鬒，则长生可致。藤生太湖，终南往往有之。帝遣使多取，以赐老臣。诏天下，使自求之。擢抚银青光禄大夫，号冲和先生。又言终南山有旱藕，饵之延年，状类葛粉。帝取之作汤饼，赐大臣。右骁骑将军甘守诚曰：常春者千岁藟也，旱藕者杜蒙也。方家久不用，抚易名以神之，民间以酒渍藤，饮者多暴死。乃止。抚内惭，请求药牢山，遂逃去。今书之以备世疑。

【黄连】今人多用治痢，盖执以苦燥之义。下俚但见肠虚渗泄，微似有血便，即用之，更不知止。又不顾寒热多少，但以尽剂为度，由是多致危困。若气实初病，热多血痢，服之便止，仍不必尽剂也。或虚而冷，则不须服。余如经。

【蓝实】即大蓝实也，谓之蓼蓝非是，《尔雅》所说是。解诸药等毒，不可阙也。实与叶两用。注不解实只解蓝叶，为未尽。经所说尽矣。蓝一本而有数色，刮竹青、绿云、碧青、蓝黄，岂非青出于蓝而青于蓝者也。生叶汁解药毒，此即大叶蓝，又非蓼蓝也。蓼蓝，即堪揉汁，染翠碧。花成长穗，细小，浅红色。

【景天】陶隐居既云：今人皆盆盛养之于屋上，即知是草药。又言广州城外有一株，云可三四围，呼为慎火木。既曰云，即非亲见也。盖是传闻，亦非误耳，乃陶之轻听也。然极易种，但折生枝置土中，频浇溉，旬日便下根，浓研取汁，涂火心疮，甚验。干为末，水调，扫游风、赤瘅、赪①热者。

【蒲黄】处处有，即蒲槌中黄粉也。今京师谓槌为蒲棒。初得黄，细罗，取萼别贮，以备他用。将蒲黄水调为膏，擘为块，人多食之，以解心脏虚热。小儿尤嗜。涉月则燥，色味皆淡，须蜜水和。然不可多食，令人自利，不益极虚人。

【兰草】诸家之说异，同是曾未的识，故无定论。叶不香，惟花香。今江陵、鼎、澧州山谷之间颇有，山外平田即无。多生阴地，生于幽谷，益可验矣。叶如麦门冬而阔且韧，长及一、二尺，四时常青，花黄，中间叶上有细紫点。有春芳者，为春

---

① 赪（chēng）：红色。

兰，色深；秋芳者为秋兰，色淡。秋兰稍难得，二兰移植小槛中，置座右，花开时满室尽香，与他花香又别。唐白乐天有种兰不种艾之诗，正为此兰矣。今未见用者。《本经》苏注：八月花白。此即泽兰也。

【茵陈蒿】张仲景治伤寒热甚发黄者，身面悉黄，用之极效。又一僧因伤寒后发汗不彻，有留热，身面皆黄，多热，期年不愈。医作食黄治之，治不对，病不去。问之，食不减。寻与此药，服五日，病减三分之一，十日减三分之二，二十日病悉去。方用山茵陈、山栀子各三分，秦艽、升麻各四钱，末之。每用三钱，水四合，煎及二合，去滓，食后温服，以知为度。然此药以茵陈蒿为本，故书之。

【决明子】苗高四五尺，春亦为蔬，秋深结角。其子生角中，如羊肾。今湖南、北人家园圃所种甚多，或在村野成段种。《蜀本·图经》言：叶似苜蓿而阔大，甚为允当。

【川芎】今出川中。大块，其里色白，不油色，嚼之微辛甘者佳。他种不入药，只可为末，煎汤沐浴。此药今人所用最多，头面风不可阙也，然须以他药佐之。沈括云：予一族子，旧服芎䓖，医郑叔熊见之云：芎䓖不可久服，多令人暴死。后族子果无疾而卒。又朝士张子通之妻病脑风，服芎䓖甚久，亦一旦暴亡。皆目见者。此盖单服耳，若单服既久，则走散真气。既使他药佐使，又不久服，中病便已，则於能至此也。

【五味子】今华州之西至秦州皆有之。方红熟时采得，蒸烂，研，滤汁，去子，熬成稀膏。量酸甘入蜜，再火上，待蜜熟，俟冷，器中贮，作汤。肺虚寒人，可化为汤，时时服。作果，可以寄远《本经》言温，今食之多致虚热，小儿益甚《药性论》以谓除热气。《日华子》又谓暖水脏，又曰除烦热。后学至此多惑。今既用之治肺虚寒，则更不取除烦热之说。补下药亦用之。入药生曝，不去子。

【旋花】蔓生，今之河北、京西、关陕田野中甚多，最难锄艾，治之又生。世又谓之鼓子花，言其形肖也。四五月开花，亦有多叶者。其根寸截，置土下，频灌溉，方涉旬，苗已生。《蜀本·图经》是矣。

卷之九

【当归】《广雅》云：山蕲古芹切，当归也，似芹而粗大。《说文》云：蕲，草也，生山中者名薜音百。新书《图经》以谓当归，芹类也，在平地者名芹，生山中粗大者名当归。若然，则今川蜀皆以平地作畦种，尤肥好多脂肉。不以平地、山中为等差，但肥润不枯燥者佳。今医家用此一种为胜。市人又以薄酒洒，使肥润，不可不察也。《药性论》云：补女子诸不足。此说尽当归之用矣。

【芍药】全用根，其品亦多，须用花红而单叶，山中者为佳。花叶多，即根虚。然其根多赤色，其味涩苦，或有色白粗肥者益好。余如经。然血虚寒人禁此一物。古人有言曰：减芍药以避中寒，诚不可忽。

【生姜】治暴逆气，嚼三两皂子大，下咽定，屡服屡定。初得寒热痰嗽，烧一块，啥①啗之终日间，嗽自愈。暴赤眼无疮者，以古铜钱刮净姜上取汁，于钱唇点目，热泪出，今日点，来日愈。但小儿甚惧，不须疑，已试良验。

【麻黄】出郑州者佳，剪去节，半两，以蜜一匙匕，同炒良

---

① 啥：原作"冷"，据柯本改。

久，以水半升煎，俟沸，去上沫，再煎，去三分之一，不用滓。病疮疱倒黡①者，乘热尽服之，避风，伺其疮复出。一法用无灰酒煎。但小儿不能饮酒者难服，然其效更速。以此知此药入表也。

【葛根】澧、鼎之间，冬月取生葛，以水中揉出粉，澄成垛，先煎汤使沸，后擘成块下汤中，良久，色如胶，其体甚韧，以蜜汤中拌食之。擦少生姜尤佳。大治中热、酒、渴病，多食行小便，亦能使人利。病酒及渴者，得之甚良。彼之人，又切入煮茶中以待宾，但甘而无益。又将生葛根煮熟者，作果卖。虔、吉州、南安军亦如此卖。

【瓜蒌实】九月十月间取穰，以干葛粉拌，焙干，银石器中慢火炒熟为末。食后，夜卧，以沸汤点一二钱服，治肺燥，热渴，大肠秘。其根与贝母、知母、秦艽、黄芩之类，皆治马热。

【苦参】有朝士苦腰重，久坐，旅拒十余步，然后能行。有一将佐谓朝士曰：见公日逐以药揩齿，得无用苦参否？曰：始以病齿，用苦参已数年。此病由苦参入齿，其气味伤肾，故使人腰重。后有太常少卿舒昭亮，用苦参揩齿，岁久亦病腰。自后悉不用，腰疾皆愈，此皆方书旧不载者。有人病遍身风热细疹，痒痛不可任，连胸颈脐腹及近隐处皆然，涎痰亦多，夜不得睡。以苦参末一两，皂角二两，水一升，揉滤取汁，银石器熬成膏，和苦参末为丸，如梧桐子大，食后温水服二十至三十丸，次日便愈。

【石龙芮】今有两种：水中生者，叶光而末圆；陆生者，叶有毛而末锐。入药须生水者，陆生者又谓之天灸，取少叶揉系

---

① 倒黡：此后原衍"黑"字，据柯本删。

臂上，一夜作大泡，如火烧者是。惟陆生者，补阴不足，茎常冷，失精。余如经。

【瞿麦】八正散用瞿麦，今人为至要药。若心经虽有热而小肠虚者服之，则心热未退，而小肠别作病矣。料其意者，不过为心与小肠为传送，故用此入小肠药。按经，瞿麦并不治心热。若心无大热，则当只治其心。若或制之不尽，须当求其属以衰之。用八正散者，其意如此。

【白芷】葮是也，出吴地者良。经曰：能蚀脓。今人用治带下，肠有败脓，淋露不已，腥秽殊甚，遂至脐腹更增冷痛。此盖为败脓血所致，卒无已期，须以此排脓。白芷一两，单叶红蜀葵根二两，芍药根白者、白矾各半两，矾烧枯别研，余为末，同以蜡丸，如梧子大。空肚及饭前米饮下十丸或十五丸。俟脓尽。仍别以他药补之。

【杜蘅】用根，似细辛，但根色白，叶如马蹄之下。市者往往乱细辛，须如此别之。《尔雅》以谓似葵而香，是也。将杜蘅与细辛相对，便见真伪。况细辛惟出华州者良。杜蘅其色黄白，拳局而脆，干则作团。

【紫菀】用根，其根柔细，紫色，益肺气，经具言之。《唐本》注言无紫菀时，亦用白菀。白菀即女菀也。今《本草》无白菀之名，盖《唐修本草》时已删去。

【百合】张仲景用治伤寒坏后百合病须此也。茎高三尺许，叶如大柳叶，四向攒枝而上。其巅即有淡黄白[①]花，四垂向下覆，长蕊。花心有檀色，每一枝巅，须五六花。子紫色，圆如梧子，生于枝叶间。每叶一子，不在花中，此又异也。根即百合，

---

① 白：原作"四"，诸本同。据文义改。

其色白，其形如松子壳，四向攒生，中间出苗。

【酸浆】今天下皆有之。苗如天茄子，开小白花，结青壳。熟则深红，壳中子大如樱，亦红色。樱中复有细子，如落苏之子，食之有青草气。此即苦耽也。今《图经》又立苦耽条，显然重复。《本经》无苦耽。

【蠡实】陶隐居云：方药不复用，俗无识者。《本经》诸家所注不相应，若果是马蔺，则《日华子》不当更言亦可为蔬菜食。盖马蔺其叶马牛皆不食，为才出土叶已硬，况又无味，岂可更堪人食也。今不敢以蠡实为马蔺子，更俟博识者。

【石香菜】处处有之，不必山岩石缝中，但山中临水附崖处或有之。九月十月尚有花。

卷之十

【款冬花】百草中，惟此不顾冰雪最先春也，世又谓之钻冻。虽在冰雪之下，至时亦生芽。春时人或采以代蔬，入药须微见花者良。如已芬芳，则都无力也。今人又多使如筋头者，恐未有花尔。有人病嗽多日，或教以然①款冬花三两枚，于无风处，以笔管吸其烟，满口则咽之，数日效。

【牡丹】用其根上皮。花亦有绯者，如西洛潜溪绯是也。今禁苑又有深碧色者。惟山中单叶花红者为佳，家椑子次之。若移枝接者不堪用，为其花叶既多发，夺根之气也。何以知之？今千叶牡丹，初春留花稍多，来年花枝并叶便瘦，多是开不成。市人或以枝梗皮售于人，其乖殊甚。

【女菀】一名白菀。或者谓为二物，非也。唐删去白菀之条，甚合宜。陶能言，不能指说性状。余从经中，所说甚明，今直取经。

【泽兰】按《补注》云：叶如兰。今兰叶如麦门冬，稍阔而长，及一二尺无枝梗，殊不与泽兰相似。泽兰才出土便分枝梗，叶如菊，但尖长。若取其香嗅，则稍相类。既谓之泽兰，又曰

---

① 然：通"燃"。

生汝南大泽傍，则其种本别。如兰之说误矣。

【地榆】性沉寒，入下焦，热、血痢则可用。若虚寒人及水泻白痢，即未可轻使。

【白前】保定肺气，治嗽多用。白而长于细辛，但粗而脆，不似细辛之柔。以温药相佐使，则尤佳。余如《经》。

【王瓜】体如瓜蒌，其壳径寸。一种长二寸许，上微圆，下尖长，七八月间熟，红赤色。壳中子如螳螂头者，今人又谓之赤雹子，其根即土瓜根也。于细根上又生淡黄根，三五相连，如大指许。根与子两用。红子同白土子，治头风。

【荠苨】今陕州采为脯，别有法，甚甘美，兼可寄远。古人以谓荠苨似人参者是此。解药毒甚验。

【积雪草】今南方多有，生阴湿地，不必荆楚。形如水荇而小，面亦光洁，微尖为异。今人谓之连钱草，盖取象也。叶叶各生。捣烂，贴一切热毒痈疽等。秋后收之，荫干为末，水调。

【莎草】其根上如枣核者，又谓之香附子，亦入印香中，亦能走气，今人多用。虽生于莎草根，然根上或有或无。有薄皲皮，紫黑色，非多毛也。刮去皮则色白。若便以根为之，则误矣。其味苦。

【恶实】是子也，今谓之牛蒡。未去萼时，又谓之鼠黏子，根谓之牛菜。疏风壅涎唾多，咽膈不利。微炒，同入荆①芥穗各一两，甘草炙半两，并为末。食后、夜卧，汤点二钱服，当缓取效。子在萼中，萼上有细钩，多至百十，谓之芒则误矣。根长一二尺，粗如拇指，煮烂为菜。

【大小蓟】皆相似，花如髻。但大蓟高三二尺，叶皱。小蓟

---

① 荆：原作"京"，据陆本改。

高一尺许，叶不皱，以此为异。小蓟，山野人取为蔬，甚适用。虽有微芒，亦不能害人。

【艾叶】干捣，筛去青滓，取白。入石硫黄，为硫黄艾，灸家用。得米粉少许，可捣为末，入服食药。入硫黄别有法。

【陟厘】今人事治为苔脯堪啖，京城市者甚多。然治渴疾，仍须禁食盐。余方家亦罕用。

【菟葵】绿叶如黄蜀葵，花似拗霜甚雅，形如至小者初开单叶蜀葵。有檀心，色如牡丹姚黄蕊，则蜀葵也。唐刘梦得还京云：唯菟葵燕麦，动摇春风者是也。

【白药】今为治马肺热药，有效。

【蘹香子】今人只呼为茴香，治膀胱冷气及肿痛。亦调和胃气。《唐本》注：似老胡荽，此误矣。胡荽叶如蛇床，蘹香徒有叶之名，但散如丝发，特异诸草。枝上时有大青虫，形如蚕，治小肠气甚良。

【郁金】不香。今人将染妇人衣最鲜明，然不奈日炙。染成衣，则微有郁金之气。

【肉豆蔻】对草豆蔻言之。去壳，只用肉，肉油色者佳。枯白，味薄，瘦虚者下等。亦善下气，多服则泄气，得中则和来其气。

【茅香】花白。根如茅，但明洁而长。皆可作浴汤，同藁本尤佳。仍入印香中，合香附子用。

【青黛】乃蓝为之。有一妇人患脐下腹上、下连二阴遍满生湿疮，状如马瓜疮，他处并无，热痒而痛，大小便涩，出黄汁，食亦减，身面微肿。医作恶疮治，用鳗鲡鱼、松脂、黄丹之类。药涂上，疮愈热，痛愈甚。治不对，故如此。问之，此人嗜酒，贪啖，喜鱼蟹发风等物。令用温水洗，拭去膏药，寻以马齿苋四两，烂研细，入青黛一两，再研匀，涂疮上，即时热减，痛痒皆去。仍服八正散，日三服，分败客热。每涂药，得一时久。药已干燥，又再涂新湿药。凡如此二[①]日减三分之一，五日减三分之二，自此二十日愈。既愈而问曰：此疮何缘至此？曰：中、下焦蓄风热毒气，若不出，当作肠痈内痔，仍常须禁酒及发风物。然不能禁酒，后果然患内痔。

【零陵香】至枯干犹香，入药绝可用。妇人浸油饰发，香无以加，此即蕙草是也。

【天麻】用根，须别药相佐使，然后见其功，仍须加而用之。人或蜜渍为果，或蒸煮食。用天麻者，深思之则得矣。苗则赤箭也。

【荜茇】走肠胃中冷气，呕吐，心腹满痛。多服走泄真气，令人肠虚下重。

【使君子】紫黑色，四棱高，瓣深。今经中谓之棱瓣深，似令人难解。秋末冬初，人将入鼎、澧。其仁味如椰子肉。经不言用仁，为复用皮。今按文味甘即是用肉，然难得仁，盖绝小。今医家或兼用壳。

【密蒙花】利州路甚多。叶冬亦不凋，然不似冬青。盖柔而不光洁，不深绿，花细碎，数十房成一朵，冬生春开。此木也，今居草部，恐未尽善。

---

① 二：原缺，据柯本补。陆本作"及"。

卷之十一

【大黄】损益，前书已具。仲景治心气不足、吐血、衄血。泻心汤用大黄、黄芩、黄连。或曰：心气既不足矣，而不用补心汤，更用泻心汤，何也？答曰：若心气独不足，则不当须吐衄也。此乃邪热，因不足而客之，故吐衄。以苦泄其热，就以苦补其心，盖两全之。有是证者，用之无不效。量虚实用药。

【桔梗】治肺热，气奔促，嗽逆，肺痈，排脓。陶隐居云：俗方用此，乃名荠苨。今别有荠苨，所谓乱人参者便是，非此桔梗也。《唐本》注云：陶引荠苨乱人参，谬矣。今详之，非也。隐居所言，其意只以根言之，所以言乱人参。《唐本》注却以苗难之，乃本注误矣。

【甘遂】今惟用连珠者，然经中不言。此药专于行水攻决为用，入药须斟酌。

【葶苈】用子。子之味有甜、苦两等，其形则一也。经既言味辛苦，即甜者不复更入药也。大概治体皆以行水走泄为用，故曰久服令人虚。盖取苦泄之义，其理甚明。《药性论》所说尽矣，但不当言味酸。

【莞花】今京、洛间甚多。张仲景《伤寒论》以莞花治利者，以其行水也。水去则利止，其意如此。然今人用时，当以意斟酌，不可使过与不及也。仍须是有是证者方可用。

【旋覆花】叶如大菊，又如艾蒿。八九月有花，大如梧桐子，花淡黄绿，繁茂，圆而覆下，亦一异也。其香过于菊，行痰水，去头目风。其味甘苦辛，亦走散之药也。其旋花四月五月有花，别一种，非此花也，第八卷已具。

【藜芦】为末，细调，治马疥癣。

【乌头】【乌喙】【天雄】【附子】【侧子】凡五等，皆一物也，只以大小、长短、似像而名之。后世补虚寒，则须用附子，仍取其端平而圆、大及半两以上者。其力全不僭。风家即多用天雄，亦取其大者。以其尖角多热性，不肯就下，故取敷散也。此用乌头、附子之大略如此。余三等，则量其材而用之。其炮制之法，经方已著。

【射干】此乃荀子所说：西方之木，名曰射干者也。注复引《本草》曰：不合以射干为木。殊不知五行只以水、火、木、金、土而言之，故儒者以草、木皆木也，金、铅皆金也，粪、土皆土也，灰、火皆火也，水、池皆水也。由是言之，即非佛经所说火宅喻之兽，及阮公所云临层城者之木。况《本经》亦曰：一名草姜，故知是草无疑。今治肺气、喉痹为佳。《日华子》曰：大小似高良姜，赤黄色。此得之。

【半夏】今人惟知去痰，不言益脾，盖能分水故也。脾恶湿，湿则濡而困，困则不能制水。经曰：湿胜则泻。一男子夜数如厕，或教以生姜一两碎之，半夏汤洗，与大枣各三十枚，水一升，瓷瓶中慢火烧为熟水，时时呷，数日便已。

【蜀漆】常山苗也。治疟、多吐人，其他亦未见所长。此草也。虑岁久，人或别有异论，故预云。余如经。

【常山】蜀漆根也，亦治疟、吐痰，如鸡骨者佳。

【青葙子】经中并不言治眼，《药性论》始言之。能治肝脏热毒冲眼，赤障，青盲。萧炳可[①]云：理眼。《日华子》云：益脑髓，明耳目，镇肝。今人多用之治眼，殊不与经意相当。

【白蔹】【白及】古今服饵方少有用者，多见于敛疮方中。二物多相须而行。

【草蒿】今青蒿也。在处有之，得春最早，人剔以为蔬，根赤叶香。今人谓之青蒿，亦有所别也。但一类之中，又取其青者。陕西绥、银之间有青蒿。在蒿丛之间，时有一两窠，迥然青色，土人谓之为香蒿。茎叶与常蒿一同，但常蒿色淡青，此蒿色深青。犹青，故气芬芳。恐古人所用以深青者为胜，不然诸蒿何尝不青？

---

① 可：诸本同。《证类本草》作"亦"，义胜。

卷之十二

【**连翘**】亦不至翘出众草，下湿地亦无，太山山谷间甚多。今只用其子。抃[①]之，其间片片相比如翘，应以此得名尔。治心经客热最胜，尤宜小儿。

【**白头翁**】生河南洛阳界及新安土山中。性温，止腹痛，暖腰膝。《唐本》注及《药性论》甚详。陶隐居失于不审，宜其排叱也。新安县界兼山野中屡尝见之，正如《唐本》注所说。至今本处山中人卖白头翁丸，言服之寿考，又失古人命名之意。

【**蔄茹**】治疥，马疥尤善。服食方用者至少。

【**羊蹄**】经不言根，《图经》加根字。处处有。叶如菜中菠薐，但无歧，而色差青白。叶厚，花与子亦相似。叶可洁擦碖石器，根取汁涂疥癣。子谓之金乔麦，烧炼家用以制铅汞。又剉根，研，绞汁，取三二匙，水半盏，煎一二沸，温温空肚服。治产后风秘，殊验。

【**蒴藋**】与陆英，既性味及出产处不同，治疗又别，自是二物，断无疑焉。况蒴藋花白，子初青如绿豆颗，每朵如盏面大，又平生，有一二百子，十月方熟红，岂得言剩出此条，孟浪之

---

① 抃（xī）：通"析"，亦通"折"。

甚也。

【夏枯草】今又谓之郁臭。自秋便生，经冬不瘁。春开白花，中夏结子，遂枯。古方丸[①]烧灰，合紧面药。初生嫩时作菜食之，须浸洗，淘去苦水，治瘰疬鼠漏。

【蚤休】无旁枝，只一茎，挺生，高尺余，巅有四五叶，叶有歧，似虎杖。中心又起茎，亦如是生叶，惟根入药用。

【虎杖】根微苦，经不言味，此草药也。《蜀本·图经》言作木，高丈余。此全非虎杖，大率皆似寒菊。然花、叶、茎、蕊差大为异，仍茎叶有淡黑斑，自六七月旋旋开花，至九月中方已。花片四出，其色如桃花差大，外微深。陕西山麓水次甚多。今天下暑月多煎根汁为饮，不得甘草，则不堪饮。《药性论》云：和甘草煎，尝之甘美。其味甘，即是甘草之味，非虎杖也。论其攻治则甚当。

【马勃】此唐韩退之所谓牛溲马勃俱收并蓄者也。有大如斗者，小亦如升杓。去膜，以蜜揉拌，少以水调，呷，治喉闭咽痛。

【蛇莓】今田野道旁处处有之，附地生。叶如覆盆子，但光洁而小，微有绉纹。花黄，比蒺藜花差大，春末夏初，结红子如荔枝色。余如经。

【苎根】如荨麻。花如白杨而长，成穗生，每一朵，凡数十穗，青白色。

【菰根】蒲类。四时取根捣，绞汁用。河朔边人只以此苗饲马，曰菰蒋，及作荐。花如苇，结青子，细若青麻黄，长几寸。彼人收之，合粟为粥，食之甚济饥，此杜甫所谓愿作冷秋菰者是也。为其皆生水中及岸际，多食亦令人利。

---

① 丸：商本，人卫本均作"九"。

【莸草】《尔雅》曰：莸蔓子①。《左传》亦曰：一薰一莸，十年尚犹有臭者，是此草。

【牵牛子】诸家之说纷纷不一，陶隐居尤甚。言花状如扁豆，殊不相当。花朵如鼓子花，但碧色，日出开，日西合。今注又谓其中子类乔麦，亦非也。盖直如木猴梨子，但黑色，可微炒，捣取其中粉一两，别以麸炒去皮尖者，桃仁末半两，以熟蜜和丸如梧桐子，温水服三二十丸，治大肠风秘壅热结涩，不可久服，亦行脾肾气故也。

【蓖麻子】作朵生，从下旋旋开花而上，从下结子，宛如牛身之蜱。取子炒熟，去皮，烂嚼，临睡服三二枚，渐加至十数枚。治瘰疬，必效。

【葎草】葛勒蔓也。治伤寒汗后虚热，剉，研，取生汁，饮一合，愈。

【独行根】苗蔓生，子则马兜铃也。根扁，其嗅稍似葛根。细捣，水调，傅疔肿。后有马兜铃条。

【芭蕉】三年以上，即有花自心中出，一茎只一花，全如莲花。叶亦相似，但其色微黄绿，从下脱叶。花心但向上生，常如莲样，然未尝见其花心，剖而示之亦无蕊，悉是叶，但花头常下垂。每一朵，自中夏开，直至中秋后方尽。凡三叶，开则三叶脱落。北地惜其种，人故少用。缕其苗为布。取汁，妇人涂发令黑。余说如经。

【蒲公草】今地丁也。四时常有花，花罢飞絮，絮中有子，落处即生。所以庭院间亦有者，盖因风而来也。

【水红子】不以多少，微炒一半，余一半生用，同为末，好

酒调二钱，日三服，食后、夜卧，各一服。治瘰疬，疮破者亦治。水蓼大率与水红相似，但枝低尔，今造酒，取以水浸汁，和面作曲，亦假其辛味。

【角蒿】茎叶如青蒿，开淡红紫花，花大约径三四分。花罢，结角子，长二寸许，微弯。苗与角治口齿绝胜。

【雀麦】今谓之燕麦，其苗与麦同，但穗细长而疏。唐刘梦得所谓菟葵燕麦摇春风者也。

【骨碎补】苗不似姜，姜苗如苇梢。此物苗，每一大叶两边，小叶槎牙，两两相对，叶长有尖瓣。余如经。

【马兜铃】蔓生，附木而上。叶脱时，铃①尚垂之，其状如马项铃，故得名。然熟时则自析拆②，间有子。全者，采时须八九月间。治肺气喘急。

【灯心草】陕西亦有。蒸熟，干则拆取中心瓤燃灯者，是谓之熟草，又有不蒸，但生干剥取者，为生草。入药宜用生草。

【威灵仙】治肠风。根性快，多服疏人五脏真气。

【何首乌】兼黑髭鬓，与萝卜相恶，令人髭鬓早白。治肠风热多用。

【五倍子】今染家亦用。口疮以末掺之，便可饮食。

【金樱子】经：九月十月熟时采，不尔，复令人利。

【萱草】根洗净研汁一盏，生姜汁半盏相和，时时细呷，治大热衄血。

【胡芦巴】《本经》云：得蘹香子、桃仁，治膀胱气甚效。尝合，惟桃仁麸炒，各等份，半以酒糊丸，半为散。每服五七十丸，空心食前盐酒下。散以热米饮调下，与丸子相间，

---

① 铃：原作："零"，据文义改。

② 析拆：柯本作"析折"，陆本作"拆折"。

空心服。日各一二服。

【金星草】丹石毒发于背，及一切痈肿。每以根叶一分，用酒一大盏，煎汁服。不惟下所服石药，兼毒去疮愈。如不欲酒，将末一二钱，新汲水调服，以知为度。

【木贼】细剉，微微炒，捣为末，沸汤点二钱，食前服，治小肠膀胱气，缓缓服必效。

卷之十三

【茯苓】乃樵斫讫多年，松根之气所生。此盖根之气味，噎郁未绝，故为是物。然亦由土地所宜与不宜。其津气盛者，方发泄于外，结为茯苓，故不抱根而成物。既离其本体，则有苓之义。茯神者，其根但有津气而不甚盛，故只能伏结于本根，既不离其本，故曰茯神。此物行水之功多，益心脾不可阙也。或曰：松既樵矣，而根尚能生物乎？答曰：如马勃菌、五芝、木耳、石耳之类，皆生于枯木、石、粪土之上，精英未沦，安得不为物也。其上有菟丝，下有茯苓之说，甚为轻信。

【琥珀】今西戎亦有之，其色差淡而明澈。南方者色深而重浊，彼土人多碾为物形。若谓千年茯苓所化，则其间有沾着蜾蠃蜂蚁，宛然完具者，是极不然也。《地理志》云：林邑多琥珀，实松脂所化耳。此说为胜。但土地有所宜不宜，故有能化有不能化者。张茂先又为烧蜂窠所作，不知得于何处。以手摩热，可以拾芥。余如经。

【松黄】一如蒲黄，但其味差淡。治产后壮热、头痛颊赤、口干唇焦、多烦躁渴、昏闷不爽。松花、川芎、当归、石膏、蒲黄五物等同为末，每服二钱，水二合，红花二捻，同煎七分，去滓，粥后温温细呷。松子多东海来，今关右亦有，但细小味薄，与柏子仁同治虚秘。

【柏】取淄①以疗马瘑疥。今未见用松淄者。老人虚秘，柏子仁、大麻子仁、松子仁等份，同研，溶白蜡，丸桐子大。以少黄丹汤，服二三十丸，食前。尝官陕西，每登高望之，虽千万株，皆一一西指。盖此木为至坚之木，不畏霜雪，得木之正气，他木不逮也。所以受金之正气所制，故一一向之。

【桂】大热。《素问》云：辛甘发散为阳。故汉张仲景桂枝汤，治伤寒表虚皆须此药，是专用辛甘之意也。《本草·第一》又云：疗寒以热药。故知三种之桂，不取菌桂、牡桂者，盖此二种，性只温而已，不可以治风寒之病。独有一字桂，《本经》言甘辛大热，此正合《素问》辛甘发散为阳之说，尤知菌、牡二桂不及也，然《本经》只言桂，仲景又言桂枝者，盖亦取其枝上皮。其木身粗厚处，亦不中用。诸家之说，但各执己见，终无证据。今又谓之官桂，不知缘何而立名。虑后世为别物，故书之。又有桂心，此则诸桂之心，不若一字桂也。

【枫香】与松脂皆可乱乳香，尤宜区别。枫香微黄白色，烧之尤见真伪。兼能治风瘾疹痒毒。水煎，热燥洗。

【干漆】若湿漆，药中未见用。凡用者，皆干漆耳。其湿者，在燥热及霜冷时则难干，得阴湿，虽寒月亦易干。亦物之性也。若霑渍人，以油治之。凡验漆，惟稀者以物蘸起细而不断，断而急收起，又涂于干竹上，荫之速干者，并佳。余如经。

【蔓荆实】诸家所解，蔓荆、牡荆纷纠不一。经既言蔓荆，明知是蔓生，即非高木也。既言牡荆，则自是木上生者。况《汉书·郊祀志》所言以牡荆茎为幡竿，故知蔓荆即子大者是，又

---

① 淄（yì）：烧松枝取汁曰。

何疑焉。后条有栾荆，此即便是牡荆也。子青色，如茱萸，不合更立栾荆条。故文中云：本草不载，亦无别名，但有栾花，功用又别，断无疑焉。注中妄称石荆当之，其说转见穿凿。

【桑寄生】新旧书云：今处处有之。从宦南北，实处处难得，岂岁岁窠斫摘践之苦，而不能生耶？抑方宜不同也？若以为鸟食物子落枝节间，感气而生，则麦当生麦，谷当生谷，不当但生此一物也。又有于柔滑细枝上生者，如何得子落枝节间？由是言之，自是感造化之气，别是一物。古人当日惟取桑上者，实假其气耳。又云：今医家鲜用，此极误矣。今医家非不用也，第以难得真桑上者。尝得真桑寄生，下咽必验如神。向承乏①吴山，有求药于诸邑者，乃遍令人搜摘，卒不可得，遂以实告，甚不乐。盖不敢以伪药罔人。邻邑有人伪以他木寄生送之，服之逾月而死。哀哉！

【沉香】木②，岭南诸郡悉有之，旁海诸州尤多。交干连枝，岗岭相接，千里不绝。叶如冬青，大者合数人抱。木性虚柔，山民或以构茅庐，或为桥梁，或为饭甑尤佳。有香者，百无一二。盖木得水方结，多在折枝枯干中，或为沉，或为煎，或为黄熟。自枯死者，谓之水盘香。今南恩、高、窦等州，惟产生结香。盖山民入山，见香木之曲干斜枝，必以刀斫成坎，经年得雨水所渍，遂结香。复以锯取之，刮去白木，其香结为斑点，遂名鹧鸪斑，燔之极清烈。沉之良者，惟在琼崖等州，俗谓之角沉。黄沉乃枯木中得者，宜入药用。依木皮而结者，谓之青桂，气尤清。在土中岁久，不待刊剔而成者，谓之龙鳞。亦有削之自卷，咀之柔韧者，谓之黄蜡沉，尤难得也。然经中

---

① 承乏：暂任某职的谦称。

② 木：原作"水"，据陆本、柯本改。

只言疗风水毒肿，去恶气，余更无治疗。今医家用以保和卫气，为上品药，须极细为佳。今人故多与乌药磨服，走散滞气，独行则势弱，与他药相佐，当缓取效，有益无损。余药不可方也。

【熏陆香】木叶类棠梨。南印度界阿吒厘国出，今谓之西香。南番者更佳，此即今人谓之乳香，为其垂滴如乳。熔塌在地者，谓之塌香。皆一也。

【丁香】《日华子》云：治口气。此正是御史所含之香。治胃寒及脾胃冷气不和。有大者名母丁香，气味尤佳。为末，缝纱囊如小指，实末，内阴中，主阴冷病，中病便已。

【蘗木】今用皮。以蜜匀炙，与青黛各一分，同为末，入生龙脑一字，研匀。治心脾热，舌颊生疮。当掺疮上，有涎即吐。又张仲景蘗皮汤，无不验。《伤寒论》中已著。

【辛夷】先花后叶，即木笔花也。最先春以具花，未开时其花苞有毛，光长如笔，故取像曰木笔。有红、紫二本，一本如桃花色者，一本紫者。今入药当用紫色者，仍须未开时收取。入药，去毛苞。

【榆皮】今初春先生荚者是。去上皲涩干枯者，将中间嫩处，剉、干、硙为粉。当歉岁，农将以代食。叶青嫩时收贮，亦用以为羹茹。嘉祐年，过丰、沛，人缺食，乡民多食此。

【芜荑】有大小两种，小芜荑即榆荚也。揉取仁，酝为酱，味尤辛。入药，当用大芜荑，别有种。然小芜荑酝造多假以外物相和，切须择去也。治大肠寒滑及多冷气，不可缺。

【酸枣】微热。经不言用仁，仍疗不得眠。天下皆有之，但以土产宜与不宜。嵩阳子曰：酸枣县，即滑之属邑，其木高数丈，味酸，医之所重。今市人卖者，皆棘子。此说未尽。殊不知小则为棘，大则为酸枣，平地则易长，居崖堑则难生。故棘多生崖堑上，久不樵则成干，人方呼为酸枣，更不言棘，徒以世人之意如此，在物则曷若是也，其实一本。以其不甚为世所须，及碍塞行路，故成大木者少，多为人樵去。然此物才及三尺，便开花结子。但寒小者气味薄，本大者气味厚，又有此别。今陕西临潼山野所出者亦好，亦土地所宜也，并可取仁。后有白棘条，乃是酸枣未为大时，枝上刺也。及至长成，其刺亦少，实亦大。故枣取大木，刺取小寨也，亦不必强分别尔。

【槐实】只言实，今当分为二。实本出荚中，若捣荚作煎者，当言荚也。荚中子，大如豆，坚而紫色者，实也。今本条不析出荚与荚中子，盖其用各别，皆疏导风热。

【槐花】今染家亦用，收时折其未开花，煮一沸，出之釜中，有所澄下稠黄滓，渗漉为饼，染色更鲜明。治肠风热泻血甚佳，不可过剂。

【枸杞】当用梗皮，地骨当用根皮，枸杞子当用其红实，是一物有三用。其皮寒，根大寒，子微寒，亦三等。此正是孟子所谓性由杞柳之杞。后人徒劳分别，又为之枸棘，兹强生名耳。凡杞，未有无棘者，虽大至有成架，然亦有棘。但此物小则多刺，大则少刺，还如酸枣及棘，其实皆一也。今人多用其子，直为补肾药，是曾未考究经意，当更量其虚实冷热用之。

卷之十四

【龙眼】经曰：一名益智。今专为果，未见入药。《补注》不言，《神农本草》编入木部中品，果部中复不曾收入。今除为果之外，别无龙眼。若谓为益智子，则专调诸气，今为果者复不能也。矧自有益智条，远不相当，故知木部龙眼，即便是今为果者。按《今注》云：甘味归脾，而能益智。此说甚当。

【厚朴】今西京伊阳县及商州亦有，但薄而色淡，不如梓州者厚而紫色有油。味苦，不以姜制，则棘人喉舌。平胃散中用，最调中。至今此药盛行，既能温脾胃气，又能走冷气，为世所须也。

【猪苓】行水之功多，久服必损肾气，昏人目。果欲久服者，更宜详审。

【竹叶】凡诸竹与笋，性皆微寒，故知叶其用一致。《本经》不言笋及苦竹性，若取沥作油，亦不必强择也。张仲景竹叶汤用淡竹。笋难化，不益脾。邻家一小儿，方二岁，偶失照管，壮热，喘粗，不食，多睡，仰头，呻吟，微呕逆，瞑目多惊，凡三五日，医作慢惊治之。治不对病，不愈。忽然其母误将有巴豆食药作惊药，化五丸如麻子大，灌①之。大②久，大吐，有

---

① 灌：原作"嚾"，据文义改。下重出，不复注。
② 大：大成本作"稍"；商本，人卫本作"良"。

物噎于喉中，乳媪以指摘出之，约长三寸，粗如小指，乃三日前，临阶曝者干箭笋。是夜诸证皆定，次日但以和气药调治，遂安。其难化也如此。经曰：问而知之者谓之工。小儿不能问，故为难治，医者当审谨也。

【枳实】【枳壳】一物也。小则其性酷而速，大则其性详而缓。故张仲景治伤寒仓卒之病，承气汤中用枳实，此其意也。皆取其疏通决泄、破结实之义。他方但导败风壅之气，可常服者，故用枳壳，其意如此。

【山茱萸】与吴茱萸甚不相类。山茱萸色红，大如枸杞子。吴茱萸①如川椒，初结子时，其大小亦不过椒，色正青。得名则一，治疗又不同。未审当日何缘如此命名。然山茱萸补养肾脏，无一不宜。经与注所说备矣。

【吴茱萸】须深汤中浸去苦烈汁，凡六七过，始可用。今文与注及注中药法皆不言，亦漏落也。此物下气最速，肠虚人服之愈甚。

【栀子】仲景治发汗吐下后，虚烦不得眠，若剧者，必反覆颠倒，心中懊憹，栀子豉汤治之。虚，故不用大黄，有寒毒故也。栀子虽寒无毒，治胃中热气，既亡血、亡津液，腑脏无润养，内生虚热，非此物不可去，张仲景《伤寒论》已著。又治心经留热，小便赤涩，去皮山栀子、火炮大黄、连翘、甘草炙，等份，末之，水煎三二钱匕，服之无不效。

【槟榔】二书所说甚详，今人又取尖长者入药，言其快锐速效，屡尝试之，果如其说。

【合欢】花，其色如今之醮晕线，上半白，下半肉红，散

---

① 本条"吴茱萸"以下，原另立条，与下文重出，据柯本并。

垂如丝，为花之异。其绿叶至夜则合，又谓之夜合花。陈藏器、日华子皆曰皮杀虫，又曰续筋骨。经中不言。

【秦椒】此秦地所生者，故言秦椒。大率椒株皆相似，秦椒但叶差大，椒粒亦大而纹低，不若蜀椒皱纹高，为异也。然秦地亦有蜀种椒，如此区别。

【卫矛】所在山谷皆有之，然未尝于平陆地见也。叶绝少，其茎黄褐色，若蘗①皮，三面如锋刃，人家多燔之遣祟。方家用之亦少。

【紫葳】今蔓延而生，谓之为草。又有木身，谓之为木。又须物而上。然干不逐冬毙，亦得木之多也，故分入木部为至当。唐白乐天诗：有木名凌霄，擢秀非孤标。由是益知非草也。《本经》又云：茎叶味苦。是与瞿麦别一种甚明。《唐本》注云：且紫葳、瞿麦皆《本经》所载，若用瞿麦根为紫葳，何得复用茎叶？此说尽矣。然其花赭黄色，本条虽不言其花，又却言茎叶味苦，则紫葳为花，故可知矣。

【芜荑】性温，治大肠寒滑不可缺也，须佐以他药为丸服。温而散走寒气。

【茗苦搽】今茶也。其文有陆羽《茶经》、丁谓《北苑茶录》、毛文锡《茶谱》、蔡宗颜《茶山节对》。其说甚详。然古人谓其芽为雀舌、麦颗，言其至嫩也。又有新芽一发便长寸余，微粗如针。惟芽长为上品，其根干，水土力皆有余故也。如雀舌、麦颗，又下品。前人未尽识，误为品题。唐人有言曰：释滞消壅，一日之利暂佳。斯言甚当，饮茶者宜原其始终。又，晋温峤上表贡茶千斤，茗三百斤。郭璞曰：早采为茶，晚采为茗。茗，

---

① 蘗（bò）：原作"蘖"，据文义改。

或曰萊，叶老者也。

【桑根白皮】条中，桑之用稍多，然独遗乌椹，桑之精英尽在于此。采摘，微研，以布滤去滓，石器中熬成稀膏，量多少入蜜，再熬成稠膏，贮瓷器中。每抄一二钱，食后、夜卧，以沸汤点服。治服金石发热渴，生精神，及小肠热，性微凉。

【白棘】一名棘针，一名棘刺。按经如此甚明，诸家之意强生疑惑，今掠不取，求其经而可矣。其白棘，乃是取其肥盛紫色，枝上有皱薄白膜先剥起者，故曰白棘。取白之意，不过如此。其棘刺花，乃是棘上所开花也，余无他义。今人烧枝取油，涂垢发，使垢解。

【龙脑】条中与《图经》所说各未尽。此物大通利关膈热塞，其清香为百药之先。大人、小儿风涎闭壅及暴得惊热，甚济用。然非常服之药，独行则势弱，佐使则有功。于茶亦相宜，多则掩茶气味，万物中香无出其右者。西方抹罗矩 [①] 吒国，在南印度境，有羯布罗香。干如松株，叶异，湿时无香。采，干之后折之，中有香，状类云母，色如冰雪，此龙脑香也。盖西方亦有。

【菴摩勒】余甘子也。解金石毒，为末，作汤点服。佛经中所谓菴摩勒果者是此。盖西度亦有之。

【紫钾】如糖霜结于细枝上，累累然，紫黑色，研破则红。今人用造绵烟脂，迩来亦难得。余如经。

【天竺黄】自是竹内所生，如黄上 [②] 着竹成片。凉心经，去风热，作小儿药尤宜，和缓故也。

【天竺桂】与牡菌桂同，但薄而已。

---

① 矩：原作"短"，据柯本改。

② 上：陆本，柯本作"土"。

【乌药】和来气少，走泄多，但不甚刚猛。与沉香同磨作汤点。治胸腹冷气，甚稳当。

【没药】大概通滞血，打扑损疼痛，皆以酒化服。血滞则气壅瘀，气壅瘀则经络满急，经络满急故痛且肿。凡打扑着肌肉须肿胀者，经络伤，气血不行，壅瘀，故如是。

【墨】松之烟也。世有以粟草灰伪为者，不可用。须松烟墨，方可入药，然惟远烟为佳。今高丽国每贡墨于中国，不知用何物合和，不宜入药。此盖未达不敢尝之义。又治大吐血，好墨细末二钱，以白汤化阿胶清调，稀稠得所，顿服，热多者尤相宜。又鄜延界内有石油，燃之烟甚浓，其煤可为墨，黑光如漆，松烟不及，其识文曰：延川石液者是，不可入药，当附于此。

卷之十五

【石楠^①叶】状如枇杷叶之小者，但背无毛，光而不皱。正、二月间开花。冬有二叶为花苞，苞既开，中有十五余花，大小如椿花，甚细碎。每一苞约弹许大，成一球。一花六叶，一朵有七八球，淡白绿色，叶末微淡赤色。花既开，蕊满花，但见蕊，不见花。花才罢，去年绿叶尽脱落，渐生新叶。治肾衰脚弱最相宜。但京洛、河北、河东、山东颇少，人以此故少用。湖南北、江东西、二浙甚多，故多用楠实。今医家绝可^②用。

【蜀椒】须微炒使汗出，又须去附红黄壳。去壳之法：先微炒，乘热入竹筒中，以梗舂^③之，播取红，如未尽，更拣，更舂，以尽为度。凡用椒须如此。其中子谓之椒目，治盗汗尤功。将目微炒，捣为极细末，用半钱匕，以生猪上唇煎汤一合，调，临睡服，无不效。盖椒目能行水，又治水蛊。

【莽草】今人呼为䒕草。浓煎汤，淋渫皮肤麻痹。《本经》一名春草。诸家皆谓为草，今居木部,《图经》亦然。今世所用者，皆木叶也。如石楠，枝梗干则绉，揉之，其嗅如椒。《尔雅·释草》

---

① 楠：原作"南"，据柯本改，下重见，不复注。
② 可：大成本作"不"。
③ 舂：原作"椿"，据文义改，下重见，不复注。

云：蓳，春草。释曰：今莽草也。与《本经》合，今当具言之。石楠条中，陶隐居注云：似蒴草，凌冬不凋。诚木无疑。

【郁李仁】其子如御李子，至红熟堪啖，微涩。其仁，汤去皮，研极烂，入生龙脑，点赤目。陕西甚多，根煎汤，漱风蛀^①牙。

【鼠李】即牛李子也。木高七八尺，叶如李，但狭而不泽。子于条上四边生，熟则紫黑色，生则青。叶至秋则落，子尚在枝，是处皆有，故《经》不言所出处，今关陕及湖南、江南北甚多，木皮与子两用。

【栾华】今长安山中亦有。其子即谓之木栾子，携至京都为数珠，未见其入药。

【杉】其干端直，大抵如松，冬不凋，但叶阔成枝，庐山有万杉寺，即此杉也。作屑煮汁，浸洗脚气肿满。今处处有。

【楠材】今江南等路造船场皆此木也。缘木性坚而善居水，久则多中空，为白蚁所穴。

【榧实】大如橄榄，壳色紫褐而脆，其中子有一重粗黑衣，其仁黄白色，嚼久渐甘美。五痔人常如果食之，愈。过多则滑肠。

【榉木皮】今人呼为榉柳。然叶谓柳非柳，谓槐非槐。木最大者，高五六十尺，合二三人抱。湖南、北甚多。然亦下材也，不堪为器用。嫩皮，取以缘栲栳与箕唇。

【白杨】陕西甚多，永、耀间居人修盖，多此木也。然易生根，斫木时碎札入土即下根，故易以繁植。非只墟墓间，于人家舍前后及夹道往往植之，土地所宜尔。风才至，叶如大雨声，叶梗故如是。又谓无风自动，则无此事。尝官永、耀间，熟见之。

---

① 蛀（zhòng）：虫咬，被虫咬坏的。

但风微时，当风迳者，其叶孤绝处，则往往独摇。以其蒂细长，叶重大，微风虽过，故往来卒无已时，势使然也。其叶面青光，背白，木身微白，故曰白杨，非如粉之白。

【栾荆】即前所谓牡荆也，不合更立此条。况《本经》原无栾荆，已具蔓荆实条中。

【紫荆木】春开紫花甚细碎，共作朵生。出无常处，或生于木身之上，或附根土之下，直出花。花罢叶出，光紧微圆。园圃间多植之。

【钩藤】中空，二经不言之。长八九尺或一二丈者，湖南北、江南、江西山中皆有。小人有以穴隙间致酒瓮中盗取酒，以气吸之，酒既出，涓涓不断。专治小儿惊热。

【榼藤子】紫黑色，微光，大一二寸，圆褊①，治五痔有功。烧成黑灰，微存性，米饮调服。人多剔去肉，作药瓢，垂腰间。

【皂荚】其子炒，舂去赤皮、仁。将骨浸软，煮熟，以糖渍之，可食。甚疏导五脏风热壅。其荚不蚛肥者，微炙，为末，一两，入生白矾末半两，腻粉半两，风涎潮塞气不通，水调灌一二钱。但过咽则须吐涎。凡用白矾者，分隔下涎也。又暑中湿热时，或久雨，合苍术烧，辟温疫邪湿气。

【柳华】经曰：味苦。即是初生有黄蕊者也。及其华干，絮方出，又谓之柳絮。收之，贴灸疮及为茵褥。絮之下连小黑子，因风而起，得水湿处便生，如地丁之类，多不因种植，于人家庭院中自然生出，盖亦如柳絮兼子而飞。陈藏器之说是。然古人以絮为花，陶隐居亦曰：花随风，状如飞雪。误矣。经中有实及子汁，诸家不解，今人亦不见用。释氏谓：柳为尼俱律陀木，

---

① 褊：陆本作“褊”。

其子极细，如人妄因极小，妄果至大，是知小黑子得因风而起。

【桐叶】《经注》不指定是何桐，致难执用。今具四种桐，各有治疗条，其状列于后：一种白桐，可斫琴者，叶三杈，开白花，亦不结子。《药性论》云：皮能治五淋，沐发，去头风，生发。一种荏桐，早春先开淡红花，状如鼓子花，成筒子，子或作桐油。《日华子》云：桐油冷，微毒。一种梧桐，四月开淡黄小花，一如枣花。枝头出丝，堕地成油，沾渍衣履。五六月结桐子，今人收炒作果，动风气。此是《月令》清明之日桐始华者。一种岗桐，无花，不中作琴，体重。

【乌臼】叶如小杏叶，但微薄而绿色差淡。子，八九月熟，初青后黑，分为三瓣。取子出油燃灯及染发。

【诃①黎勒】气虚人亦宜，缓缓煨熟，少服。此物虽涩肠，而又泄气，盖其味苦涩。

【椿木叶】【椿荚】皆臭，但一种有花结子，一种无花不实。世以无花不实，木身大，其干端直者为椿。椿用木叶。其有花而荚，木身小，干多迁矮者为樗。樗用根、叶、荚。故曰未见椿上有荚者，惟樗木上有。又有樗鸡，故知古人命名曰不言椿鸡，而言樗鸡者，以显有鸡者为樗，无鸡者为椿，其义甚明。用椿木叶，樗木根、叶、荚者，宜依此推穷。洛阳一女子，年四十六七，耽饮无度，多食鱼蟹，摄理之方蔑如也。后以饮啖过常，蓄毒在脏，日夜二三十泻②，大便与脓血杂下，大肠连肛门痛不堪任。医以止血痢药不效，又以肠风药则益甚。盖肠风则有血而无脓，凡如此已半年余，气血渐弱，食渐减，肌肉渐瘦，稍服热药，则腹愈痛，血愈下。服稍凉药，即泄注，气羸，

---

① 诃：原作"阿"，据柯本改。

② 泻：原作"谒"，据《本草纲目》及商本改。

粥愈减。服温平药，则病不知。如此将期岁，医告术穷，垂命待尽。或有人教服人参散，病家亦不敢主当，谩与服之，才一服，知。二服，减。三服，脓血皆定。自此不十服，其疾遂愈。后问其方，云：治大肠风虚，饮酒过度，挟热下痢脓血，疼痛，多日不瘥。樗根白皮一两，人参一两，为末，每用二钱匕，空心以温酒调服。如不饮酒，以温米饮代。忌油腻、湿面、青菜、果子、甜物、鸡、猪、鱼腥等。

【胡椒】去胃中寒痰吐水，食已即吐，甚验。过剂则走气。大肠寒滑亦用，须各以他药佐之。

【橡实】栎木子也，叶如栗叶，在处有，但坚而不堪充材，亦木之性也。山中以春仁为粮，然涩肠。木善为炭，他木皆不及。其壳堪染皂，若曾经雨水者，其色淡，不若不经雨水者。槲亦有壳，但少而不及栎木所实者。

【无石子】今人合他药染髭。

【槲若】亦有斗，但不及栎木，虽坚而不堪充材。叶微炙，炒槐花减槲叶之半，同为末，米饮调服，治初得肠风及血痔，热多者尤佳。亦堪为炭，但不及栎木。

【黄药】亦治马心肺热有功。

【无患子】今释子取以为念珠，出佛经。惟取紫红色小者佳，今入药绝少，西洛亦有之。

【椰子】开之，有汁如乳，极甘香，自别是一种气味。中又有一块瓤，形如瓜蒌，上有细垅起，亦白色，但微虚。纹若妇人裙褶，其味亦如其汁。又，着壳一重白肉，剐取之，皆可与瓤糖煎为果汁，色如白酒，其味如瓤。然谓之酒者，好事者当日强名之。取其壳为酒器，如酒中有毒，则酒沸起。今人皆漆其里，则全失用椰子之意。

【桦木皮】烧为黑灰，合他药治肺风毒。及取皮上有紫黑花匀者，裹鞍弓、鞯。

【赤柽木】又谓之三春柳，以其一年三秀也。花肉红色，成细穗。河西者，戎人取滑枝为鞭。京师亦甚多。

【木鳖子】蔓生，岁一枯。叶如蒲桃，实如大瓜蒌，熟则红黄色，微有刺，不能刺人。今荆南之南皆有之。九月十月熟，实中之子曰木鳖子。但根不死，春旋生苗，其子一头尖者为雄。凡植时须雌雄相合，麻缕缠定。及其生也，则去其雄者方结实。

【木槿】如小葵，花淡红色，五叶成一花，朝开暮敛，花与枝两用。湖南、北人家多种植为篱障。余如经。

【棕榈木】今人旋为器。皮烧为黑灰，治妇人血露及吐血，仍佐之他药。每岁剐取棕皮，不尔束死。花如鱼子，渫熟，淹为果。

【柘木】里有纹，亦可旋为器。叶饲蚕，曰柘蚕。叶梗，然不及桑叶。东行根及皮煮汁酿酒，治风虚耳聋有验。余如经。

卷之十六

【发髲】与乱发自是两等。发髲味苦，即陈旧经年岁者。如橘皮皆橘也，而取其陈者。狼毒、麻黄、吴茱萸、半夏、枳实之类，皆须陈者，谓之六陈，入药更良。败蒲亦然，此用髲之义耳。今人又谓之头髲。其乱发条中，自无用髲之义，此二义甚明，亦不必如此过谓搜索。上以乱发如鸡子大，无油器中熬焦黑，就研为末，以好酒一盏沃之，何首乌末二钱，同匀搅，候温灌之，下咽过一二刻，再灌，治破伤风及沐发中风极效。

【人乳汁】治目之功多，何也？人心生血，肝藏血，肝受血则能视，盖水入于经，则其血乃成。又曰：上则为乳汁，下则为月水。故知乳汁则血也。用以点眼，岂有不相宜者。血为阴，故其性冷。脏寒人，如乳饼酪之类，不可多食。虽曰牛羊乳，然亦不出乎阴阳造化尔。西戎更以驼马乳为酥酪。老人患口疮不能食，饮人热乳良。

【人屎】用干陈者为末，于阴地净黄土中作五六寸小坑，将末三两匙于坑中，以新汲水调匀。良久俟澄清，与时行大热狂渴须水人饮之，愈。今世俗谓之地清，然饮之勿极，意恐过多耳。又治一切痈疖热毒肿，脓血未溃，疼痛不任，用干末、麝香各半钱，同研细，抄一豆大，津唾贴疮心，醋面钱子贴定，脓溃出，去药。

【人溺】须童男者。产后温一杯饮，压下败血恶物。有饮过七日者。过多，恐久远血脏寒，令[①]人发带病，人亦不觉气血虚无热者，尤不宜多服，此亦性寒，故治热劳方中亦用。

【人指甲】治鼻衄，细细刮取。俟血稍定，去瘀血，于所衄鼻中搐之，立愈。独不可备，则众人取之，甚善。衄药，并法最多，或效或不效，故须博采，以备道途田野中用。

【龙骨】诸家之说，纷然不一。既不能指定，终是臆度。西京颖阳县民家，忽崖坏，得龙骨一副，肢体头角悉具，不知其蜕也，其毙也。若谓蜕毙，则是有形之物，而又生不可得见，死方可见。谓其化也，则其形独不能化。然《西域记》中所说甚详，但未敢据凭。万物所禀各异，造化不可尽知，莫可得而详矣。孔子曰：君子有所不知，盖阙如也。妄乱穿凿，恐误后学。治精滑及大肠滑，不可缺也。

【牛黄】亦有骆驼黄，皆西戎所出也。骆驼黄极易得，医家当审别考而用之，为其形相乱也。黄牛黄轻松自然微香，以此为异。盖又有牦牛黄，坚而不香。

【麝】每粪时须聚于一所，人见其所聚粪，及有遗麝气，遂为人获，亦物之一病尔。此猎人云。余如经。

【象牙】取口两边各出一牙下垂夹鼻者，非口内食齿，齿别入药。今为象笏者，是牙也。

【醍醐】作酪时，上一重凝者为酪面。酪面上其色如油者为醍醐。熬之即出，不可多得，极甘美。虽如此取之，用处亦少，惟润养疮痂最相宜。

---

① 令：原作"今"，据商本改。

【犀角】凡入药须乌色，未经汤水浸煮者，故曰生犀。川犀及南犀，纹皆细。乌犀尚有显纹者露，黄犀纹绝少，皆不及西番所出纹高雨脚显也。物像黄外黑者为正透，物像黑外黄者为倒透。盖以乌为正，以形像肖物者为佳[①]。既曰通犀，又须纹头显，黄黑分明，透不脱，有雨脚滑润者为第一。鹿取茸，犀取尖，其精锐之力尽在是矣。犀角尖，磨服为佳，若在汤散则屑之。西番者佳。

【羚羊角】今皆取有挂痕者。陈藏器：取耳边听之，集集鸣者良，亦强出此说，未尝遍试也。今将他角附耳，皆集集有声，不如有挂痕一说尽矣。然多伪为之，不可不察也。

【羖羊角】出陕西、河东，谓之羘㸹羊，尤很健，毛最长而厚。此羊可入药，如要食，不如无角白大羊。本草不言者，亦有所遗尔。又同、华之间，有卧沙细肋，其羊有角似羖羊，但低小，供馔在诸羊之上。张仲景治寒疝用生姜羊肉汤，服之无不验。又一妇人产当寒月，寒气入产门，脐下胀满，手不敢犯，此寒疝也。医将治之以抵当汤，谓其有瘀血。尝教之曰：非其治也，可服张仲景羊肉汤，少减水，二服遂愈。

【牛角䚡】此则黄牛角䚡。用尖，烧为黑灰，微存性，治妇人血崩，大便血及冷痢。又白水牛鼻，干湿皆可用。治偏风口㖞斜，以火炙热，于不患处一边熨之，渐正。

【犬胆】涂铅如金色。又救生接元气，补虚、损、惫。黄狗脊骨一条去两头，截为五、七段，带肉些小。用好硇砂一两，细研。浆水二升，入硇砂，在浆水中搅匀。浸骨三日后，以炭火炙令黄色，又入汁蘸，候汁尽为度，其狗骨已酥脆，捣令极细。后入诸药　肉苁蓉去沙，

① 佳：原缺，据陆本补，柯本做"贵"。

薄切，火焙干　菟丝子酒浸二日，曝干　杜仲去粗皮肉桂去皮上粗涩
附子炮，去皮脐　鹿茸急燎去毛，酥，微炙黄色。不可令焦　干姜炮。
以上各一两　蛇床子半两，微炒　阳起石半两，酒煮一日，令数人不
住手研一日　将前八味同杵，罗为末。次入阳起石并狗骨末，用
熟枣肉五两，酥一两，同和。再捣千余下，看硬软，丸如小豆
大，晒干。每日空心盐汤下二十丸。

【鹿茸】他兽肉多属十二辰及八卦。昔黄帝立子、丑等为
十二辰以名月，又以名兽配十二辰属。故獐鹿肉为肉中第一者，
避十二辰也。味亦胜他肉，三祀皆以鹿腊，其义如此。茸最难
得不破及不出却血者，盖其力尽在血中，猎时多有损伤故也。
茸上毛，先薄以酥涂匀，于烈焰中急灼之。若不先以酥涂，恐
火焰伤茸。俟毛净，微炙入药。今人亦能将麻茸伪为之，不可
不察也。头亦可酿酒，然须作浆时稍益葱椒。角为胶，别有法。
按《月令》，冬至一阳生，麋角解；夏至一阴生，鹿角解。各逐
阴阳分合，如此解落。今人用麋、鹿茸作一种，殆疏矣。凡麋
鹿角，自生①至坚完，无两月之久。大者二十余斤，其坚如石，
计一昼夜须生数两，凡骨之类成长无速于此。虽草木至易生，
亦无能及之，岂可与凡骨血为比。麋茸利补阳，鹿茸②利补阴。
凡用茸无须太嫩，唯长四五寸，茸端如玛瑙红者最佳。须佐以
他药则有功。

【虎骨】头、胫与脊骨入药。肉微咸。陈藏器所注乙骨之事，
反③射之目光堕地如白石之说，必得之于人，终不免其所诬也。
人或问曰：风从虎何也？风，木也，虎，金也，木受金制，焉

---

① 生：原作"主"，据陆本，柯本改。
② 茸：原作"耳"，据陆本，柯本改。
③ 反：原缺，据陆本补，柯本作"及"。

得不从？故呼啸则风生，自然之道也。所以治风挛急，屈伸不得，走疰，癫疾，惊痫，骨节风毒等，乃此义尔。

【豹肉】毛赤黄，其纹黑如钱而中空，比比相次。此兽猛捷过虎，故能安五脏，补绝伤，轻身。又有土豹，毛更无纹，色亦不赤，其形亦小。此各自有种，非能变为虎也，圣人假喻而已。恐医家未喻，故书之。

【狸骨】形类猫。其纹有二，一如连钱者，一如虎纹者。此二色狸，皆可入药。其肉味与狐不相远，江西一种牛尾狸，其尾如牛，人多糟食，未闻入药。孟诜云：骨理痔病，作羹臛食之。然则骨如何羹臛肉羹也^①炙骨和麝香、雄黄为丸服，治痔及瘘疮甚效。

【兔】有白毛者，全得金之气也，入药尤功。余兔至秋深时则可食，金气全也。才至春夏，其味变。取四脚肘后毛为逐食，饲雕鹰，至次日却吐出。其意欲腹中逐尽脂肥，使饥急捕逐速尔。然作酱必使五味。即患豌豆疮，又食此，则发毒太甚，恐斑烂损人。

【鼺鼠】经中不言性味，惟是于难产通用药中云：鼺音赢鼠，微温，毛赤黑色，长尾，人捕得取皮为暖帽。但向下飞则可，亦不能致远。今关西山中甚有，毛极密，人谓之飞生者是也。《注》中又引水马，首如马，身如虾，背伛偻，身有竹节纹，长二三寸，今谓之海马。

【鼹鼠】鼢^②鼠也，其毛色如鼠，今京畿田中甚多。脚绝短，但能行。尾长寸许，目极小，项尤短，兼易掘取。或安竹弓射之，用以饲鹰。陶不合更引：今诸山林中大如水牛，形似猪，灰赤

---

① 也：此后原衍"二"字，据柯本删。
② 鼢：原作"鼹"，据文义改。

色者也。设使是鼠，则孰能见其溺精成鼠也？陶如此轻信，但真醇之士，不以无稽之言为妄矣，今经云：在土中行。则鼢鼠无疑。

【獭】四足俱短，头与身尾皆褊，毛色若故紫帛。大者身与尾长三尺余，食鱼，居水中。出水亦不死，亦能休于大木上，世谓之水獭。尝縻置大水瓮中，于其间旋转如风，水谓之成旋，垅起，四面高，中心凹下，观者骇目。皮，西戎将以饰毳服领、袖。问之，云：垢不着，如风霾翳目，即就袖口拭[①]目中即出。又毛端果不着尘，亦一异也。又《本草·叙例》言：獭胆分杯，尝试之，不验。惟涂于盏唇，但使酒稍高于盏面。分杯之事，亦古今传误言也，不可不正之。肝，用之有验。

【狐】今用肝治风，皮兼毛用为裘者是也。此兽多疑，极审听。人智出之，以多疑审听而捕取。捕者多用置。

【貒】肥矮，毛微灰色，头连脊毛一道黑，嘴尖黑，尾短阔。蒸食之极美。貉形如小狐，毛黄褐色。野兽中貒肉最甘美，仍益瘦人。

【野猪】黄在胆中，治小儿诸痫疾。京西界野猪甚多，形如家猪，但腹小、脚长、毛色褐，作群行。猪人惟敢射最后者，射中前奔者，则群猪散走伤人。肉色赤如马肉，其味甘，肉复软，微动风。黄不常有，间得之，世亦少用。食之，尚胜家猪。

【驴肉】食之动风，脂肥尤甚，屡试屡验。《日华子》以谓止风狂，治一切风，未可凭也。煎胶用皮者，取其发散皮肤之外也。仍须乌者，用乌之意，如用乌鸡子、乌蛇、乌鸦之类。其物虽治风，然更取其水色，盖以制其热则生风之义。

---

① 拭：原作"饰"，据柯本改。

【腽肭脐】今出登、莱州。《药性论》以谓是海内狗外肾。《日华子》又谓之兽。今观其状，非狗非兽，亦非鱼也。但前即似兽，尾即鱼。其身有短密淡青白毛，腹胁下全白，仍相间于淡青白毛，上有深青黑点，久则色复淡。皮厚且韧，如牛皮。边将多取以饰鞍鞯。其脐治脐腹积冷、精衰、脾肾劳极有功，不待别试也。似狐长尾之说，盖今人多不识。

【麂①】獐之属，又小于獐，但口两边有长牙，好斗，则用其牙。皮为第一，无出其右者，然多牙伤痕。四方皆有，山深处则颇多，其声如击破钹。

【野驼】生西北界等处，家生者峰蹄最精，人多煮熟糟啖。粪为干末，搐鼻中，治鼻衄。此西番多用，尝进筑于彼，屡见之。

【败鼓皮】黄牛皮为胜。今不言是何皮，盖亦以驴马皮为之者。唐韩退之所谓牛溲马勃，败鼓之皮，俱收并蓄，待用无遗者。今用处尔②少，尤好煎胶。专用牛皮，始可入药。

【丹雄鸡】今言赤鸡者是也，盖以毛色言之。巽为鸡为风，鸡鸣于五更者，日将至巽位，感动其气而鸣也。体有风，人故不可食。《经》所著其用甚备。产后血晕，身痉直，戴眼、口角与目外眦③向上牵急，不知人，取子一枚，去壳，分清，以荆芥末二钱，调服，遂安，仍依次调治。若无他疾，则不须，功甚敏捷。乌鸡子尤善。《经》《注》皆不言鸡发风，今体有风，人食之无不发作。为鸡为巽，信可验矣。食鸡者当谨。

【鹜肪】隐陶居云：鹜音牧，即是鸭，然有家鸭有野鸭。陈藏器《本草》曰：尸子云：野鸭为凫，家鸭为鹜。《蜀本》注云：

---

① 麂：此条原未单立，据目录及柯本析出。

② 尔：柯本作"亦"，义胜。

③ 眦：原作"眵"，据文义改。

《尔雅》云，野凫，鹜；《注》云，鸭也。如此则凫、鹜皆是鸭也。又云：《本经》用鹜肺，即家鸭也，如此所说各不同，其义不定。又按唐王勃《滕王阁记》云：落霞与孤鹜齐飞，则明知鹜为野鸭也。勃，唐之名儒，必有所据，故知鹜为野鸭明矣！

【雁肪】人多不食者，谓其知阴阳之升降，分长少之行序。世或谓之天厌，亦道家之一说尔。食之则治诸风。《唐本》注曰：雁为阳鸟。其义未尽，兹盖得中和之气，热则即北，寒则即南，以就和气。所以为礼币者，一以取其信，二取其和。

【鹧鸪】郑谷所谓相呼相应湘天阔者，南方专充庖。然治瘴及菌毒甚效。余悉如经。

【雉】其飞若矢，一往而堕，故今人取其尾置船车上，意欲如此快速也。汉·吕太后名雉，高祖字之曰野鸡。其实即鸡属也。食之，所损多，所益少。

【鹰屎白】兼他药用之，作溃虚积药，治小儿奶癖黄，鹰粪白一钱，密陀僧一两，舶上硫黄一分，丁香二十一个，上为末，每服一字，三岁以上半钱。用乳汁或白面汤调下，并不转泻。一复时取下青黑物后，服补药。醋石榴皮半两，炙黑色，伊祁一分，木香一分，麝香半钱，同为末。每服一字，温薄酒调下，并吃二服。凡小儿胁下硬如有物，乃是癖气，俗谓之奶脾。只服温脾化积气丸子药不可取，转无不愈也。取之多失。

【雀卵】孟诜云：肉，十月以后正月以前食之。此盖取其阴阳静定，未决泄之义。卵亦取第一番者。

【鹳】头无丹，项无乌带，身如鹤者是，兼不善唳，但以喙相击而鸣。作池养鱼蛇以哺子之事，岂可垂示后世？此禽多在楼殿吻上作窠，日夕人观之，故知其未审耳。礜石条中亦著。

【伏翼】屎合疳药。白日亦能飞，但畏鸱鸟不敢出。此物善服气，故能寿。冬月不食，亦可验也。

【孔雀】尾不可入目，昏翳人眼。

【鸬鹚】陶隐居云：此鸟不卵生，口吐其雏。今人谓之水老鸦，巢于大木，群集，宿处有常，久则木枯，以其粪毒也。怀妊者不敢食，为其口吐其雏。陈藏器复云：使易产，临时令产妇执之，与陶相戾。尝官于澧州，公宇后有大木一株，其上有三四十巢，日夕观之，既能交合，兼有卵壳布地，其色碧。岂得雏吐口中？是全未考寻，可见当日听人之误言也。

【白鸽】其毛羽色于禽中品第最多。野鸽粪一两，炒微焦，麝香别研，吴白术各一分，赤芍药、青木香各半两，柴胡三分，延胡索一两，炒赤色，去薄皮。七物同为末，温无灰酒，空心调一钱服，治带下，排脓，候脓尽即止。后服，仍以他药补血脏。

【斑鹪】斑鸠也，尝养之数年，并不见春秋分化。有有斑者，有无斑者，有灰色者，有小者，有大者，久病虚损人食之补气。虽有此数色，其用即一也。

【鹑】有雌雄，从卵生，何言化生？其说甚容易。尝于田野屡得其卵，初生谓之罗鹑，至初秋谓之旦秋，中秋以后谓之白唐。然一物四名，当悉书之。小儿患疳及下痢五色，旦旦食之，有效。

卷之十七

【石蜜】《嘉祐本草》石蜜收虫鱼部中，又见果部。新书[①]取苏恭说，直将石字不用。石蜜既自有本条，煎炼亦自有法。今人谓之乳糖，则虫部石蜜自是差误，不当更言石蜜也。《本经》以谓白如膏者良，由是知石蜜字，乃白蜜字无疑。去古既远，亦文字传写之误，故今人尚言白沙蜜。盖经久则陈白而沙，新收者惟稀而黄。次条蜜蜡，故须别立目。盖是蜜之房，攻治亦别。至如白蜡，又附于蜜蜡之下，此又误矣。本是续上文，叙蜜蜡之用及注所出州土，不当更分之为二。何者？白蜡本条中盖不言性味，只是言其色白尔。既有黄白二色，今只言白蜡，是取蜡之精英者，其黄蜡直置而不言。黄则蜡陈，白则蜡新，亦是蜜取陈，蜡取新也。《唐注》云：除蜜字为佳。今详之：蜜字不可除，除之即不显蜡自何处来。山蜜多石中或古木中有，经二三年或一得而取之，气味醇厚。人家窠槛中蓄养者，则一岁春秋二取之。取之既数，则蜜居房中日少，气味不足，所以不逮陈白者日月足也。虽收之，才过夏亦酸坏。若龛于井中近水处，则免。汤火伤，涂之痛止，仍捣薤白相和，虽无毒，多食

---

① 书：原作"聿"，据《证类本草》改。

亦生诸风。

【牡蛎】须烧为粉用，兼以麻黄根等份同捣，研为极细末粉。盗汗及阴汗，本方使生者，则自从本方。左顾，经中本不言，只从陶隐居说。其《酉阳杂俎》已言：牡蛎言牡，非为雄也。且如牡丹，岂可更有牡丹也？今则合于地，人面向午位，以牡蛎顶向子，视之口，口在左者为左顾。此物本^①无目，如此，焉得更有顾盼也。

【桑螵蛸】自采者真，市中所售者，恐不得尽皆桑中者。《蜀本·图经》浸炮之法，不若略蒸过为佳。邻家有一男子，小便日数十次，如稠米泔，色亦白，心神恍惚，瘦瘁，食减，以女劳得之。令服此桑螵蛸散，未终一剂而愈。安神魂，定心志，治健忘，小便数，补心气。桑螵蛸、远志、菖蒲、龙骨、人参、茯神、当归、龟甲醋炙，以上各一两，为末。夜卧，人参汤调下二钱。如无桑上者，即用余者，仍须以炙桑白皮佐之，量多少可也。盖桑白皮行水，意以接螵蛸就肾经。用桑螵蛸之意如此，然治男女虚损，益精，阴痿，梦失精，遗溺，疝瘕，小便白浊，肾衰，不可阙也。

【海蛤】【文蛤】陈藏器所说是，今海中无雁，岂有食蛤粪出者？若蛤壳中有肉时，尚可食。肉既无，焉得更有粪中过数多者？必为其皆无廉棱，乃有是说。殊不知风浪日夕淘汰，故如是。治伤寒汗不溜，搐却手脚、海蛤、川乌头各一两，穿山甲二两，为末，酒糊为丸，大一寸许，捏扁，置所患足心下，擘葱白盖药，以帛缠定。于暖室中取热水浸脚至膝上，久则水温，又添热水，候遍身汗出为度。凡一二日一次浸脚，

---

① 本：陆本作"於"。

以知为度。

【石决明】经云：味咸，即是肉也。人采肉以供馔，及干至都下，北人遂为珍味。肉与壳两可用，方家宜审用之。然皆治目，壳研，水飞，点磨外障翳。登、莱州甚多。

【真珠】小儿惊热药中多用。河北塘、浜中亦有。围及寸者，色多微红。珠母与廉州珠母不相类，但清水急流处，其色光白，水浊及不流处，其色暗。余如经。

【秦龟】即生于秦者。秦地山中多老龟，极大而寿。龟甲即非只秦地有，四方皆有之，但取秦地所出大者为胜。今河北独流、钓台甚多，取龟筒治疗，亦入众药。只此二种，各逐本条。以其灵于物，方家故用以补心，然甚有验。

【玳瑁】治心经风热。生者入药，盖性味全也。既入汤火中，即不堪用，为器物者是矣。与生熟犀其义同。

【鲤鱼】至阴之物也，其鳞故三十六。阴极则阳复，所以《素问》曰：鱼，热中。王叔和曰：热即生风。食之，所以多发风热，诸家所解并不言。《日华子》云：鲤鱼凉，今不取，只取《素问》为正。万一风家更使食鱼，则是贻祸无穷矣。

【蠡鱼】今人谓之黑鲤鱼，道家以谓头有星为厌。世有知之者，往往不敢食。又发故疾，亦须忌尔。今用之疗病，亦只取其一端耳。

【鲵鱼】形少类獭，有四足，腹重坠如囊，身微紫色。尝剖之，中有三小蟹，又有四五小石块，如指面许，小鱼五七枚。然无鳞，与鲇、鳀相类。今未见用者。

【鳝鱼】腹下黄，世谓之黄鳝。此尤动风气，多食令人霍乱，屡见之。向在京师，邻舍一郎官，因食黄鳝，遂至霍乱吐利，几至委顿。又有白鳝，稍粗大，色白，二者皆亡鳞。大者长尺余，其形类蛇，但不能陆行，然皆动风。江陵府西有湖曰西湖，每岁夏秋沮河水涨，即湖水满溢，冬即复涸，土人于干土下掘得之。每及二三尺，则有往来鳝行之路，中有泥水。水涸又下，水至复出。

【鲫鱼】开其腹，内药，烧之，治齿。

【猬皮】取干皮兼刺用，刺作刷，治纰帛绝佳。此物兼治胃逆，开胃气有功，从虫从胃有理焉。胆治鹰食病。世有养者，去而复来，久亦不去。当缩身藏足之时，人溺之即开。合穿山甲等份，烧存性，治痔。入肉豆蔻一半，末之，空肚热米饮调二钱服。隐居所说，跳入虎耳及仰腹受啄之事，《唐本》注见摈，亦当然。

【石龙子】蜥蜴也，今人但呼为蝎蜥。大者长七八寸，身有金碧色。仁庙朝，有一蜥蜴在右掖门西浚沟庙中，此真是蜥蜴也，郑状元有诗。有樵者于涧下行，见一蜥蜴自石罅中出，饮水讫而入。良久，凡百十次，尚不已。樵者疑，不免翻石视之，有冰雹一二升。樵人讶而去，行方三五里，大雨至。良久，风雹暴作。今之州县依法用此祈雨。经云：治五癃，破石淋，利水道。亦此义乎。

【露蜂房】有两种：一种小而其色淡黄，窠长六七寸至一尺者，阔二三寸，如蜜脾下垂，一边是房，多在丛木郁翳之中，世谓之牛舌蜂。又一种或在高木上，或屋之下，外作固，如三四斗许，小者亦一二斗，中有窠如瓠之状，由此得名。蜂色赤黄，其形大于诸蜂，世谓之玄瓠蜂。《蜀本·图经》言十一月、十二月采者，应避生息之时也。今人用露蜂房，兼用此两种。

【樗鸡】东、西京界尤多，形类蚕蛾，但头足微黑。翅两重，外一重灰色，下一重深红，五色皆具，腹大，此即樗鸡也。今人又用之行瘀血月闭。

【蚱蝉】夏月身与声皆大者是，始终一般声，仍皆乘昏夜方出土中，升高处，背壳坼蝉出。所以皆夜出者，一以畏人，二畏日炙，干其壳而不能蜕也。至时寒则坠地，小儿蓄之，虽数日亦不须食。古人以谓饮风露，信之。盖不粪而溺，亦可见矣。西川有蝉花，乃是蝉在壳中不出而化为花，自项中出。又，壳治目昏翳。又水煎壳汁，治小儿出疮疹不快，甚良。

【白僵蚕】然蚕有两三番，惟头番僵蚕最佳，大而无蛆。治小儿惊风，白僵蚕、蝎梢等份，天雄尖、附子尖共一钱，微炮过，为细末，每服一字或半钱，以生姜温水调，灌之。其蚕蛾则第二番者，以其敏于生育。

【木虻】大小有三种。蜚虻，今人多用之，大如蜜蜂，腹凹扁，微黄绿色。雄、霸州、顺安军沿塘、淰、界河甚多。以其惟食牛马等血，故治瘀血、血闭。

【䗪虫】今人谓之簸箕虫，为其像形也。乳脉不行，研一枚，水半合，滤清，服。勿使服药人知。

【蛴螬】此虫诸腐木根下有之。构木津甘，故根下多有此虫，其木身未有完者。亦有生于粪土中者，虽肥大，但腹中黑，不若木中者，虽瘦而稍白。生研，水绞汁，滤清饮，下奶[①]。

【蛞蝓】【蜗牛】二物矣。蛞蝓，其身肉只一段。蜗牛，背上别有肉，以负壳行，显然异矣。若为一物，《经》中焉得分为二条也。其治疗亦大同小异，故知别类。又谓蛞蝓是蜗牛之老者，甚无谓。蛞蝓有二角，蜗牛四角，兼背有附壳肉，岂得为一物也。

---

① 奶：原脱，据柯本补。陆本作"故"。

【水蛭】陈藏器、日华子所说备矣。大者，京师又谓之马鳖。腹黄者，谓之马黄。畏盐，然治伤折有功。经与《注》皆不言修制，宜子细，不可忽也。今人用者皆炒。

【鳖甲】九肋者佳，煮熟者不如生得者，仍以酽醋炙黄色用。经中不言治劳，惟《蜀本·药性论》云：治劳瘦、除骨热。后人遂用之，然甚有据，亦不可过剂。头血涂脱肛。又，烧头灰亦治。

【乌贼鱼】干置，四方人炙食之。又取骨镂为细。研细，水飞，澄下，比去水，日干之，熟蜜和得所，点目中翳，缓取效。

【蟹】伊洛绝少，今多自京师来，京师亦自河北置之。今河北沿边沧、瀛州等处所出甚多。徐州亦有，但不及河北者。小儿解颅①，以螯并白及，烂捣，涂囟上，颅合。此物极动风，体有风疾人，不可食，屡见其事。河北人取之，当八九月蟹浪之时，直于塘泺岸上，伺其出水而拾之。又，夜则以灯火照捕，始得之。时黄与白满壳，凡收藏十数日不死，亦不食。此物每至夏末秋初，则如蝉蜕解。当日名蟹之意，必取此义。

【原蚕蛾】有原复敏速之义，此则第二番蛾也。白僵蚕条中已具。屎，饲牛代谷。又以三升醇酒，拌蚕屎五斗，用甑蒸热，于暖室中铺于油单上，令患风冷气闭及近感瘫风人，就所患一边卧，看温热，厚盖覆，汗出为度。若虚人须常在左右，防大热昏冒。仍令头面在外，不得壅覆，未痊愈，间，再作。

【蚕蜕】治妇人血风，此则眠起时所蜕皮是也。其蚕蜕纸谓之蚕连，亦烧灰用之，治妇人血露。

【鳗鲡鱼】生剖晒干，取少许，火上微炙，候油出，涂白剥

---

① 颅：原作"胪"，据文义改。

风^①，以指擦之，即时色转。凡如此五七次用，即愈，仍先于白处微微擦动。

【鲛鱼】沙鱼皮，一等形稍异。今人取皮饰鞍剑。余如经。

【河豚】经言无毒。此鱼实有大毒，味虽珍，然修治不如法，食之杀人，不可不谨也。厚生者不食亦好。苏子美云：河豚于此时，贵不数鱼虾。此即诗家鄙讽之言，未足全信也，然此物多怒，触之则怒气满腹，翻浮水上，渔人就以物撩之，遂为人获。橄榄并芦根汁，解其毒。

【紫贝】大二三寸，背上深紫有点，但黑。《本经》以此烧存性，入点眼药。

【鲈鱼】益肝肾，补五脏，和肠胃。食之宜人，不甚发病。宜然，张翰思之也。

【蝦麻】多在人家渠堑下，大腹，品类中最大者是。遇阴雨或昏夜即出食。取眉间有白汁，谓之蟾酥。以油单裹眉裂之，酥出单上，入药用。有人病齿缝中血出，以纸纴子蘸干蟾酥少许，于血出处按之，立止。世有人收三足枯蟾，以罔众，但以水沃半日，尽见其伪。盖本无三足者。

【黾】其色青，腹细，嘴尖，后脚长，故善跃。大其声则曰蛙，小其声则曰蛤。《月令》所谓雀入大水化为蛤者也。唐韩退之诗：一夜青蛙啼到晓者是此。食之，性平，解劳热。

【蛤蚧】补肺虚劳嗽有功，治久嗽不愈。肺间积虚热，久则成疮，故嗽出脓血，晓夕不止，喉中气塞，胸膈噎痛。蛤蚧、阿胶、生犀角、鹿角胶、羚羊角各一两，除胶外，皆为屑，次入胶，分四服。每服用河水三升，于银石器中慢火煮至半升，

---

① 风：陆本作"用"。

滤去滓，临卧微温，细细呷。其滓候服尽，再揸，都作一服，以水三升，煎至升斤，如前服。若病人久虚，不喜水，当递减水。张刑部子皋病极，田枢密况送此方，遂愈。

【鲮鲤甲】穴山而居，亦能水。烧一两存性，肉豆蔻仁三个，同为末，米饮调二钱服，治气痔。脓血甚者，加猬皮一两烧入。中病即已，不必尽剂。

【蜘蛛】品亦多，皆有毒。经不言用是何种，今人多用人家簷角、篱头、陌巷之间，空中作圆网，大腹、深灰色者。遗尿着人作疮癣。

【蜻蜓】其中一种最大，京师名为马大头者是。身绿色。雌者，腰间一遭碧色。用则当用雄者。陶隐居以谓青色大眼。一类之中，元无青者，眼一类皆大。此物生化于水中，故多飞水上。唐杜甫云：点水蜻蜓款款飞。

【石蚕】谓之为草，则缪矣。经言肉解结气，《注》中更辨不定。此物在处有，附生水中石上，作丝茧如钗股，长寸许，以蔽其身，色如泥，蚕在其中。此所以谓之石蚕也。今方家用者绝稀。此亦水中虫耳，山河中多。

【蛇蜕】从口翻退出，眼睛亦退，今合眼药多用，取此义也。入药洗净。

【蛇黄】椎破，中间有如自然铜者佳。治心悸动，火烧赤，酒焠至酥，二两，朱砂一两，与蛇黄同研，水飞，天麻二两，别为末，与前二味合匀，每以半钱，少以薄荷汤调，食后、夜卧服，殊效。

【金蛇】今方书往往不见用。

【乌蛇】尾细长，能穿小铜钱一百文者佳。有身长一丈余者。蛇类中此蛇入药最多。尝于顺安军塘泺堤上，见一乌蛇长一丈余，有鼠狼啮蛇头，曳之而去，是亦相畏伏尔。市者多伪，以他[①]蛇熏黑色货之，不可不察也。乌蛇脊高，世谓之剑脊乌梢。

【白花蛇】诸蛇鼻向下，独此蛇鼻向上。背有方胜花纹，以此得名。用之去头尾，换酒浸三日，弃酒不用，火炙，仍尽去皮骨。此物毒甚，不可不防也。

【蜈蚣】背光，黑绿色，足赤，腹下黄。有中其毒者，以乌鸡屎，水稠调，涂咬处，效。大蒜涂之，亦效。复能治丹毒瘤，蜈蚣一条干者，白矾皂子大，雷丸一个，百部二钱，秤，同为末，醋调涂之。又，畏蛞蝓，不敢过所行之路。触其身，则蜈蚣死，人故取以治蜈蚣毒。桑汁、白盐亦效。

【马陆】即今百节虫也。身如槎节，节有细蹙纹，起紫黑色，光润，百足。死则侧卧如环，长二三寸，尤者粗如小指。西京上阳宫及内城砖墙中甚多，入药至鲜。

【蠮螉蜾蠃乌红】诸家所论备矣，然终不敢舍诗之意。尝析窠而视之，果有子如半粟米大，其色白而微黄。所负虫亦在其中，乃青菜虫，却在子下，不与虫相着。又非叶虫及草上青虫，应是诸虫皆可也。陶隐居所说近之矣。人取此房研细，醋调，涂蜂虿。

【雀瓮】多在棘枝上，故又名棘刚子。研其间虫汁，灌小儿，治惊痫。

【鼠妇】此湿生虫也，多足，其色如蚓，背有横纹蹙起，大者长三四分。在处有之，砖甃[②]及下湿处多，用处绝少。

【萤】常在大暑前后飞出，是得大火之气而化，故如此明照也。今人用者少。《月令》虽曰腐草所化，然非阴湿处终无。

---

① 他：原作"佗"，据文义改。

② 甃（zhòu 宙）：井壁。

【衣鱼】多在故书中，久不动帛中或有之，不若故纸中多也。身有厚粉，手搐之则落。亦啮毳衣，用处亦少。其形稍似鱼，其尾又分二歧，世用以灭瘢痕。

【白颈蚯蚓】自死者良，然亦应候而鸣。此物有毒，昔有病腹大，夜闻蚯蚓鸣于身，有人教用盐水浸之而愈。崇宁末年，陇州兵士暑月中在倅厅前，跣立厅下，为蚯蚓所中，遂不救。后数日，又有人被其毒，博识者教以先饮盐汤一杯，次以盐汤浸足，乃愈。今入药，当去土，了微炙。若治肾脏风下疰病，不可阙也，仍须盐汤送。王荆公所谓藁壤太牢俱有味，可能蚯蚓独清廉者也。

【蝼蛄】此虫当立夏后，至夜则鸣，《月令》谓之蝼蝈鸣者是矣。其声如蚯蚓，此乃是五伎而无一长者。

【蜣螂】大小二种：一种大者为胡蜣螂，身黑光，腹翼下有小黄，子附母而飞行，昼不出，夜方飞出，至人家庭户中，见灯光则来。一种小者，身黑暗，昼方飞出，夜不出。今当用胡蜣螂，其小者研三十枚，以水灌牛马，治胀结，绝佳。狐遇而必尽食之。

【斑蝥】须糯米中炒，米黄为度。妊身人不可服，为能溃人肉。治淋药多用，极苦，人尤宜斟酌。下条芫青^①，其用与此不相远，故附于此。

【马刀】京师谓之𫠜岸，春夏人多食，然发风痰，性微冷。又顺安军界河中亦出蝛，大抵与马刀相类，肉颇淡，人作鲊以寄邻左，又不能致远。亦发风。此等皆不可多食。今蛤粉，皆此等众蛤灰也。

---

① 芫菁：原作"芫青"，据卷十九"芫菁"条改。

【贝子】今谓之贝齿，亦如紫贝，但长寸余，故曰贝子。色微白，有深紫黑者，治目中翳，烧用。北人用之毡帽上为饰及缀衣，或作蹀躞下垂。

【甲香】善能管香烟，与沉、檀、龙、麝用之甚佳。

【蝎】大人小儿通用，治小儿惊风不可阙也。有用全者，有只用梢者，梢力尤功。今青州山中石下捕得，慢火逼，或烈日中晒。蝎渴热时，乃与青泥食之，既满，复以火逼杀之，故其色多赤，欲其体重而售之故也。医家用之皆悉去土。如虿人还能禁止之，自尝被其毒，兄长禁而止，及令，故蜇终不痛。翰林禁科具矣。

【五灵脂】行经血有功，不能生血。尝有人病眼中翳，往来不定，如此乃是血所病也。盖心生血，肝藏血，肝受血则能视。目病不治血，为背理。此物入肝最速。一法：五灵脂二两，没药一两，乳香半两，川乌头一两半，炮去皮，同为末，滴水丸如弹子大。每用一丸，生姜温酒磨服，治风冷气血闭，手足身体疼痛冷麻。又有人被毒蛇所伤，良久之间已昏困。有老僧以酒调药二钱，灌之，遂苏。及以药滓涂咬处，良久，复灌二钱，其苦皆去。问之，乃五灵脂一两，雄黄半两，同为末，只此耳。后有中毒者，用之无不验。此药虽不甚贵，然亦多有伪者。

卷之十八

【豆蔻】草豆蔻也。气味极辛，微香。此是对肉豆蔻而名之。若作果，则味不和。不知前人之意，编入果部有何意义？性温而调散冷气，力甚速。花性热，淹置京师，然味不甚美，微苦。必为能消酒毒，故为果。花干则色淡紫。

【葡萄】先朝西夏持师子来献，使人兼赍葡萄遗州郡，比中国者皆相似。最难干，不干不可收，仍酸澌不可食。李白所谓胡人岁献葡萄酒者是此。疮疱不出，食之尽出。多食皆昏人眼。波斯国所出，大者如鸡卵。

【蓬蘽】非覆盆也，自别是一种，虽枯败而枝梗不散。今人不见用此。即贾山策中所言者是此。

【覆盆子】长条，四、五月红熟。秦州甚多，永兴、华州亦有。及时，山中人采来卖，其味酸甘，外如荔枝，樱桃许大，软红可爱。失采，则就枝生蛆。益肾脏，缩小便，服之当覆其溺器，如此取名。食之多热。取时，五六分熟便可采。烈日曝，仍须薄绵蒙之。今人取汁作煎为果，仍少加蜜，或熬为稀汤，点服，治肺虚寒。采时着水，则不堪煎。

【大枣】今先青州，次晋州，此二等可晒曝入药，益脾胃为佳。余只可充食用。又，御枣甘美轻脆，后众枣熟，以其甘，故多生虫。今人所谓扑落酥者是。又有牙枣，先众枣熟，亦甘美，但微酸，尖长。此二等只堪啖，不堪收曝。今人将干枣去核，于铛锅中微火缓逼干为末，量多少，入生姜末为汤，点服，调和胃气。又，将煮枣肉和治脾胃丸药，尤佳。又[1]青州枣去皮核，焙干为枣圈，达都下，为奇果。

【鸡头实】今天下皆有之。河北沿溏泺居人采得，舂去皮，捣仁为粉，蒸渫作饼，可以代粮。食多，不益脾胃气，兼难消化。

【藕实】就蓬中干者为石莲子，取其肉于砂盆中干，擦去浮上赤色，留青心，为末，少入龙脑为汤点，宁心志，清神。然亦有粉红千叶、白千叶者，皆不实。如此是有四等也。其根惟白莲为佳。今禁中又生碧莲，亦一瑞也。

【芰】今世俗谓之菱角，所在有。煮熟取仁食之，代粮，不益脾。又有水菱，亦芰也，但大而脆，可生食。和合治疗，未闻其用。有人食生芰多则利及难化，是亦性冷。

【栗】欲干，莫如曝，欲生收，莫如润。沙中藏至春末夏初，尚如初收摘。小儿不可多食。生者难化，熟即滞气、隔食、生虫，往往致小儿病，人亦不知。所谓补肾气者，以其味咸，又滞其气尔。湖北路有一种栗，顶圆末尖，谓之旋栗。《图经》引《诗》言莘[2]栗者，谓其象形也。

【樱桃】孟诜以为樱非桃类。然非桃类，盖其以形肖桃，故曰樱桃，又何疑焉？谓如木猴梨、胡[3]桃之类，亦取其形相似尔。古谓之啥桃，可荐宗庙。《礼》云：先荐寝庙者是此。唐王

---

① 又：原作"人"，据柯本改。
② 莘：柯本作"亲"，《说文解字》中"亲"指果实小如栗。故当为"亲"。
③ 胡：原作"葫"，诸本同。卷十八"胡桃"条作"胡"，据此改。

维诗云：才是寝园春荐后①，非干御苑鸟衔残。小儿食之，才过多，无不作热。此果在三月末四月初间熟，得正阳之气，先诸果熟，性故热。今西洛一种紫樱，至熟时正紫色，皮里间有细碎黄点，此最珍也。今亦上供朝廷，药中不甚须。

【橘柚】自是两种，故曰一名橘皮，是元无柚字也。岂有两等之物，而治疗无一字别者，即知柚字为误。后人不深求其意，为柚字所惑，妄生分别，亦以过矣。且青橘与黄橘，治疗尚别，矧柚为别种也。郭璞云：柚似橙而大于橘，此即是识橘柚者也。今若不如此言之，恐后世亦以柚皮为橘皮，是贻无穷之患矣。去古既远，后之贤者，亦可以意逆之耳。橘惟用皮与核。皮，天下甚所须也。仍汤浸去穰。余如经与《注》。核、皮二者须自收为佳。有人患气嗽将期，或教以橘皮、生姜焙干、神曲等份为末，丸桐子大，食后、夜卧，米饮服三五十丸。兼旧患膀胱，缘服此偕愈。然亦取其陈皮入药，此六陈中一陈也。肾疰、腰痛、膀胱气痛，微炒核，去壳为末，酒调服，愈。

【乳柑子】今人多作橘皮售于人，不可不择也。柑皮不甚苦，橘皮极苦，至熟亦苦。若以皮紧慢分别橘与柑，又缘方宜各不同，亦互有紧慢者。脾肾冷人，食其肉多致脏寒或泄痢。

【橙子皮】今人只以为果，或取皮合汤待宾，未见入药。宿酒未醒，食之速醒。

【梅实】食梅则津液泄，水生②木也。津液泄，故伤齿。肾属水，外为齿，故也。王叔和曰：膀胱、肾合为津府③。此语虽鄙，然理存焉。熏之为乌梅，曝干藏密器中为白梅。

---

① 后：原脱。据柯本补。

② 生：原作"主"，据柯本改。

③ 津府：原作"津庆"，据柯本改。

【枇杷叶】江东西、湖南北、二川皆有之。以其形如琵琶，故名之。治肺热嗽有功。花白，最先春也。子大如弹丸，四五月熟，色若黄杏，微有毛，肉薄，性亦平，与叶不同。有妇人患肺热久嗽，身如炙，肌瘦，将成肺痨，以枇杷叶、木通、款冬花、紫菀、杏仁、桑白皮各等份，大黄减半，各如常制，治讫，同为末，蜜丸如樱桃大。食后、夜卧各啥化一丸，未终剂而愈。

【柿】有着盖柿，于蒂下别生一重。又牛心柿，如牛之心。蒸饼柿，如今之市买蒸饼。华州有一等朱柿，比诸品中最小，深红色。又一种塔柿，亦大于诸柿。性皆凉，不至大寒，食之引痰，极甘，故如是。去皮，挂大木株上，使风日中自干，食之多动风。火干者味不佳。生则涩，以温水养之，需涩去可食。逮至自然红烂，涩亦自去，干则性平。

【木瓜】得木之正，故入筋。以铅霜涂之，则失醋味。受金之制，故如是。今人多取西京大木瓜为佳，其味和美。至熟止青白色，入药绝有功。胜、宣州者味淡。此物入肝，故益筋与血。病腰肾脚膝无力，此物不可阙也。

【甘蔗】今川、广、湖南北、二浙、江东西皆有。自八九月已堪食，收至三四月，方酸坏。石蜜、沙糖、糖霜皆自此出，惟川浙者为胜。

【石蜜】川浙最佳，其味厚，其他次之。煎炼成，以铜象物，达京都。至夏月及久阴雨，多自消化。土人先以竹叶及纸裹，外用石灰埋之，仍不得见风，遂免。今人谓乳糖。其作饼黄白色者，今人又谓之捻糖，易消化，入药至少。

【砂糖】又次石蜜，蔗汁清，故费煎炼。致紫黑色，治心肺大肠热，兼啖驼马。今医家治暴热，多以此物为先导。小儿多食则损齿，土制水也。及生蛲虫，裸虫，属土，故因甘遂生。

【芋】所在有之，江浙、二川者，最大而长。京、洛者，差圆小。而惟东西京者佳，他处味不及也。当心出苗者为芋头，四边附芋头而生者为芋子。八九月以后可食，至时掘出，置十数日，却以好土匀埋，至春犹好。生则辛而涩，多食滞气困脾。唐杜甫诗曰：园收芋栗不全贫者是此。以梗擦蜂螫处，愈。

【乌芋】今人谓之荸荠。皮厚、色黑、肉硬白者，谓之猪荸荠。皮薄、泽色淡紫、肉软者，谓之羊荸荠。正二月，人采食之。此二等，药罕用。荒岁，人多采以充粮。

【荔枝】药品中今未见用，惟崔元亮方中收之。果实中为上品，多食亦令人发虚热。此物喜双，实尤可爱。宋朝有蔡君谟《荔枝谱》，其说甚详。唐杜牧诗云：一骑红尘妃子笑，无人知是荔枝来。此是川蜀荔枝，亦可生置之长安也。以核熳火中烧存性，为末，新酒调一枚末服，治心痛及小肠气。

【杏核仁】犬伤人，量所伤大小，烂嚼沃破处，以帛系定，至差无苦。又汤去皮，研一升，以水一升半，翻复绞取稠汁，入生蜜四两、甘草一茎约一钱，银石器中熳火熬成稀膏，瓷器盛。食后、夜卧，入少酥，沸汤点一匙匕服，治肺燥喘热，大肠秘，润泽五脏。如无上证，更入盐点尤佳。

【杏实】《本经》别无治疗，《日华子》言多食伤神。有数种皆热，小儿尤不可食，多致疮痈及上膈热。晒蓄为干果，其深赭色，核大而扁者，为金杏。此等须接，其他皆不逮也。如山杏辈，只可收仁。又有白杏，至熟色青白或微黄，其味甘淡而不酸。

【桃核仁】桃品亦多，京畿有白桃，光，小于众桃，不益脾。有赤点斑而光如涂油。山中一种，正是《月令》中桃始华者，但花多子少，不堪啖，惟堪取仁。《唐文选》谓山桃发红萼者是矣。又，太原有金桃，色深黄。西京有昆仑桃，肉深紫红色。此二种尤甘。又饼子桃，如今之香饼子。如此数种入药，惟以山中自生者为正。盖取走泄为用，不取肥好者。如伤寒八九日间，发热如狂不解，小腹满痛，有瘀血，用桃仁三十个，汤去皮尖，麸炒赤色，别研，虻虫三十枚，去翅，水蛭二十枚，各炒，川大黄一两，同为末，再与桃仁同捣，令匀，炼蜜丸如小豆大，每服二十丸，桃仁汤下，利下瘀血恶物，便愈。未利，再服。

【猕猴桃】今永兴军南山甚多，食之解实热，过多则令人脏寒泄。十月烂熟，色淡绿，生则极酸。子繁细，其色如芥子。枝条柔弱，高二三丈，多附木而生。浅山傍道则有存者，深山则多为猴所食。

【胡桃】发风。陕洛之间甚多。外有青皮包之，胡桃乃核也。核中瓤为胡桃肉。虽如此说，用时，须以汤剥去肉上薄皮。过夏至则不堪食。有人患酒渣风，鼻上赤，将橘子核微炒为末，每用一钱匕，研胡桃肉一个，同以温酒调服，以知为度。

【李核仁】其窠大者高及丈，今医家少用。实合浆水食，令人霍乱，涩气而然。今畿内小窑镇一种最佳，堪入贡。又有御李子，如樱桃许大，红黄色，先诸李熟。此李品甚多，然天下皆有之。所以比贤士大夫盛德及天下者，如桃李无处不芬芳也。别本注云：有野李，味苦，名郁李子，核①仁入药。此自是郁李仁，别是一种，在木部第十四卷，非野李也。

【梨】多食则动脾，少则不及病。用犁之意，须当斟酌。惟病酒烦渴人，食之甚佳，终不能却疾。

---

① 核：陆本作"取"，义胜。

【菴罗果】西洛甚多，亦梨之类也。其状亦梨，先诸梨熟，七夕前后已堪啖。色黄如鹅梨，才熟便松软，入药绝稀用。

【安石榴】有酸淡两种。旋开单叶花，旋结实，实中子红。孙枝甚多。秋后经雨则自坼裂^①。道家谓之三尸酒，云三尸得此果则醉。河阴县最多。又有一种，子白莹澈如水晶者，味亦甘，谓之水晶石榴。惟酸石榴皮合断下药，仍须老木所结及收之陈久者佳。微炙为末，以烧粟米饭为丸，梧子大，食前热米饮下三十至五十丸，以知为度。如寒滑，加附子、赤石脂各一倍。

【橄榄】味涩，食久则甘。嚼汁咽，治鱼鲠。

【榅桲】食之须净去上浮毛，不尔，损人肺。花亦香，白色。诸果中惟此多生虫，少有不蛀者。《图经》言：欲卧，啖一两枚而寝。如此，恐太多痞塞胃脘。

---

① 裂：原作"列"，诸本同。据文义改。

卷之十九

【白瓜子】实冬瓜仁也，服食中亦稀用。

【白冬瓜】一二斗许大，冬月收为菜，压去汁，蜜煎代果。患发背及一切痈疽，削一大块，置疮上，热则易之，分败热毒气甚良。

【瓜蒂】此即甜瓜蒂也，去瓜皮，用蒂，约半寸许，曝极干，不限多少为细末。量疾，每用一二钱匕，腻粉一钱匕，以水半合同调匀，灌之，治风涎暴作、气塞倒卧。服之良久，涎自出。或觉有涎，用诸药行化不下，但如此服，涎即出。或服药良久涎未出，含砂糖一块，下咽，即涎出。此物甚不损人，全胜石碌、硇砂辈。

【甜瓜】暑月服之，永不中暑气。多食，未有不下利者。贫下多食，至深秋作痢为难治，为其消损阳气故也。亦可以如白冬瓜煎渍收。

【冬葵子】葵菜子也，四方皆有。苗性滑利，不益人。患痈疽，毒热内攻未出脓者，水吞三五枚，遂作窍脓出。

【蜀葵】四时取红单叶者，根阴干，治带下，排脓血恶物，极有验。

【黄蜀葵花】与蜀葵别种，非为蜀葵中黄者也。叶心下有紫檀色。摘之，剔为数处，就日干之。不尔，即浥烂。疮家为要药。子，临产时取四十九粒，研烂，用温水调服，良久，产。

【苋实】入药亦稀，苗又谓之人苋，人多食之。茎高而叶红黄二色者，谓之红人苋，可淹菜用。

【苦菜】四方皆有，在北道则冬方凋①毙，生南方则冬夏常青。此《月令》小满节后，所谓苦菜秀者是此。叶如苦苣更狭，其绿色差淡，折之白乳汁出，常常点瘊子，自落。味苦，花与野菊相似，春、夏、秋皆旋开花。去中热，安心神。

【莴苣】今菜中惟此自初生便堪生啖，四方皆有。多食昏人眼，蛇亦畏之。虫入耳，以汁滴耳中，虫出。诸虫不敢食其叶。以其心置耳中，留虫出路，虫亦出。有人自长立禁此一物不敢食，至老目不昏。

【苦苣】捣汁，傅疔疮殊验。青苗阴干，以备冬月，为末，水调傅亦可。

【芜菁】【芦菔】二菜也。芦菔，即萝卜也。芜菁，今世俗谓之蔓菁。夏则枯。当此之时，蔬圃中复种之，谓之鸡毛菜。食心，正在春时。诸菜之中，有益无损，于世有功。采撷之余，收子为油。根，过食动气。河东太原所出极大，他处不及也。又出吐谷浑。后于莱菔条中。《尔雅·释草②》但名芦菔，今谓之萝卜是也。则芜菁条中，不合更言及芦菔二③字，显见重复。从《尔雅》为正。

【莱菔根】即前条所谓芦菔，今人只谓之萝卜。河北甚多，登、莱亦好。服地黄、何首乌人食之，则令人髭发白。世皆言

---

① 凋：原作"彫"，诸本同。据文义改。
② 草：原脱，诸本同。据文义补。
③ 二：原作"三"，据柯本改。

草木中，惟此下气速者，为其辛也。不然，如生姜、芥子又辛也，何只能散而已。莱菔辛而又甘，故能散缓而又下气速也。散气用生姜，下气用莱菔。

【菘菜】张仲景《伤寒论》凡用甘草皆禁菘菜者，是此菘菜也。叶如芜菁，绿色差淡。其味微苦，叶嫩稍阔。不益中虚人，食之觉冷。

【芥】似芜菁，叶上纹皱起，色尤深绿为异。子与苗皆辛，子尤甚。多食动风。一品紫芥与此无异，紫色可爱，人多食之，然亦动风。又，白芥子比诸芥稍大，其色白，入药用。

【苜蓿】唐李白诗云：天马常衔苜蓿花，是此。陕西甚多，饲牛马，嫩时人兼食之。微甘淡，不可多食，利大小肠。有宿根，刈讫又生。

【蓼实】即《神农本经》第十一卷中水蓼之子也。彼言蓼，则用茎；此言实，即用子。故此复论子之功，故分为二条。春初，以葫芦盛水浸湿，高挂于火上，昼夜使暖，遂生红芽，取以为蔬，以备五辛盘。又一种水红，与此相类，但苗茎高及丈。取子微炒，碾为细末，薄酒调二三钱服，治瘰疬。久则效，效则已。

【葱实】葱，初生名葱针，至夏，则有花。于秋月植，作高沟垅，旋壅起，以备冬用，曰冬葱，其实一也。又有龙角葱，每茎上出歧如角。皮赤者名楼葱，可煎汤，渫下部。子皆辛，色黑，有皱纹，作三瓣。此物大抵以发散为功，多食昏人神。

【薤】叶如金灯叶，差狭而更光，故古人言薤露者，以其光滑难竚之义。《千金》治肺气喘急，用薤白。亦取其滑泄也。与蜜同捣，涂汤火伤，效甚速。

【韭】春食则香，夏食则臭，多食则昏神。子，止精滑甚良。

未出粪土为韭黄，最不益人，食之即滞气。盖啥噎郁未之气，故如是。孔子曰：不时不食，正为此辈。花，食之动风。

【白襄荷】八九月间淹贮之，以备冬月作蔬果。治疗只用生者。

【苏】此紫苏也。背面皆紫者佳。其味微辛甘，能散，其气香。今人朝暮汤其汁饮，为无益。医家以谓芳草致豪贵之疾者，此有一焉。脾胃寒人，饮之多泄滑，往往不觉。子，治肺气喘急。

【水苏】气味与紫苏不同，辛而不和，然一如苏，但面不紫，及周围槎牙如雁齿，香少。

【假苏】荆芥也，只用穗。治产后血晕及中风，目带上，四肢强直。为末，二三钱，童子小便一小盏，调，下咽，良久即活，甚有验。又治头目风，荆芥穗、细辛、川芎等为末，饭后汤点二钱。风搔遍身，浓煎汤淋渫，或坐汤中。

【香薷】生山野，荆、湖南北、二川皆有。两京作圃种，暑月亦作蔬菜，治霍乱不可阙也，用之无不效。叶如茵陈，花茸紫，在一边成穗，凡四五十房为一穗。如荆芥穗，别是一种香。余如经。

【薄荷】世谓之南薄荷，为有一种龙脑薄荷，故言南以别之。小儿惊风、壮热，须此引药。猫食之即醉，物相感尔。治骨蒸热劳，用其汁与众药熬为膏。

【蘩蒌】鸡肠草，一物也。今虽分之为二，其鸡肠草条中独不言性味，故知一物也。鸡肠草，春开小花如绿豆大，茎叶如园荽，初生则直，长大即覆地。小户收之为虀，食之乌髭发。

【葫】大蒜也，其气极荤，然置臭肉中掩臭气。中暑毒人，烂嚼三两瓣，以温水送之，下咽，即知，仍禁饮冷水。又，患暴下血，以葫五、七枚，去梗、皮，量多少入豆豉，捣为膏，可丸即丸梧子大，以米饮下五六十丸，无不愈者。又[1]，鼻衄，烂研一颗，涂两足心下，才止，便拭去。又，将紫皮者横切作片子，厚一分。初患疮发于背胁间未辨痈疽者，若阳滞于阴，即为痈；阴滞于阳，即为疽。痈即皮光赤，疽即皮肉纹起不泽。并以葫片覆之，用艾灸。如已痛，灸至不痛。如不痛，灸至痛。初觉即便灸，无不效者。仍审度正，于中心贴葫，灸之。世人往往不晓此疮，初见其疮小，不肯灸，惜哉！

【蒜】小蒜也又谓之莴，苗如葱针。根白，大[2]者如乌芋，子兼根煮食之。又谓之宅蒜，华佗用蒜齑是此物。

【芸苔】不甚香，经冬根不死，辟蠹，于诸菜中亦不甚佳。

【茄子】新罗国出一种，淡光，微紫色，形长味甘。今其子已遍中国蔬圃中。惟此无益，并无所治，只说损人。后人虽有处治之法，然终与《本经》相失。圃人又植于暖处，厚加粪壤，遂于小满前后求贵价以售，既不以时，损人益多。不时不食，于可忽也。

【马齿苋】人多食之，然性寒滑，青黛条中已著。

---

① 又：原作"人"，诸本同。据文义改。

② 大：原作"木"，据柯本改。

卷之二十

【胡麻】诸家之说参差不一，只是今脂麻，更无他义。盖其种出于大宛，故言胡麻。今胡地所出者，皆肥大。其纹鹊，其色紫黑，故如此区别。取油亦多，故诗云：松下饭胡麻。此乃是所食之谷无疑，与白油麻为一等。如川大黄、川当归、川升麻、上党人参、齐州半夏之类，不可与他土者更为一物。盖特以其地之所宜立名也。是知胡麻与白油麻为一物。尝官于顺安军，雄、霸州之间备见之。又二条皆言无毒，治疗大同。今之用白油麻，世不可一日阙也。然亦不至于大寒，宜两审之。

【青蘘】即油麻叶也，陶隐居注亦曰胡麻叶也。胡地脂麻鹊色，子颇大。《日华子》云叶作汤沐，润毛发，乃是今人所取胡麻叶。以汤浸之，良久，涎出，汤遂稠黄色，妇人用之梳发。由是言之，胡麻与白油麻，今之所谓脂麻者是矣。青蘘，即其叶无疑。

【大麻子】海东来者最胜，大如莲实，出毛罗岛。其次出上郡、北①地，大如豆，南地者子小，去壳法：取麻子，帛包之，沸汤中浸，汤冷出之，垂井中一夜，勿令着水，次日日中曝干，

---

① 北：原作"此"，据陆本，柯本改。

就新瓦上挼去壳，簸扬取仁，粒粒皆完。张仲景麻仁丸，是用此大麻子。

【白油麻】与胡麻一等，但以其色言之，比胡麻差淡，亦不全白。今人只谓之脂麻，前条已具。炒熟乘热压出油，而谓之生油，但可点照。须再煎炼，方谓之熟油，始可食，复不中点照。亦一异也。如铁自火中出而谓之生铁，亦此义耳。

【饴糖】即餳是也，多食动脾风。今医家用以和药，糯与粟米作者佳，余不堪用。蜀黍米亦可造。不思食人少食之，亦使脾胃气和。唐白乐天诗，一樱胶牙餳者是此。

【生大豆】有绿、褐、黑三种，亦有大小两等。其大者出江浙、湖南北，黑小者生他处，今用小者，力更佳。炒熟，以枣肉同捣之为麨，代粮。又治产后百病、血热，并中风疾痱，止痛、背强、口噤，但烦热、瘈疭。若渴、身背肿、剧呕逆，大豆五升，急水淘净，无灰酒一斗，熬豆令微烟出，倾入酒瓶中，沃之，经一日以上，服酒一升，取瘥为度。如素不饮酒，即量多少服。若口噤，即加独活半斤，微微椎破，同沃，仍增酒至一斗二斤。暑月旋作，恐酸坏。又可砸为腐，食之。

【赤小豆】食之行小便，久则虚人，令人黑瘦枯燥。关西、河北、京东西多食之。花治宿酒渴病。

【大麦】性平凉，有人患缠喉风，食不能下，将此面作稀糊，令咽之，既滑腻，容易下咽，以助胃气。三伏中，朝廷作麨，以赐臣下，作蘖造炀。

【青、黄、白粱米】此三种，食之不及黄粱。青、白二种性皆微凉，独黄粱性甘平，岂非得土之中和气多邪？今黄、白二种，西洛间农家多种，为饭尤佳，余用则不相宜。然其粒尖，小于他谷，收实少，故能种者亦稀。白色者味淡。

【粟米】利小便，故益脾胃。

【丹黍米】黍皮赤，其米黄，惟可为糜，不堪为饭。黏着难解，然亦动风。

【糵米】此则粟糵也。今谷神散中用之，性又温于大麦糵。

【秫米】初捣出淡黄白色，经久色如糯，用作酒者是此米，亦不堪为饭。最黏，故宜酒。

【陈廪米】今经与诸家注说皆不言是粳米，为复是粟米。然粳、粟二米，陈者性皆冷，频食之，令人自利，与经所说稍戾，煎煮亦无膏腻。入药者，今人多用新粟米。至如春杵头细糠，又复不言新陈粳粟，然皆不及新。稻粟二糠①，陈则气味已腐败。

【酒】《吕氏春秋》曰：仪狄造酒。《战国策》曰：帝女、仪狄造酒，进之于禹。然《本草》中已著酒名，信非仪狄明矣。又读《素问》首言以妄为常，以酒为浆。如此则酒自黄帝始，非仪狄也。古方用酒，有醇酒、春酒、社坛余胙酒、槽下酒、白酒、清酒、好酒、美酒、葡萄酒、秫黍酒、粳酒、蜜酒、有灰酒、新熟无灰酒、地黄酒。今有糯酒、煮酒、小豆曲酒、香药曲酒、鹿头酒、羔儿等酒。今江浙、湖南北，又以糯米粉入众药，和合为曲，曰饼子酒。至于官务中，亦用四夷酒，更别中国不可取以为法。今医家所用酒，正宜斟酌。但饮家惟取其味，不顾入药如何尔。然久之，未见不作疾者，盖此物损益兼行，可不谨欤！汉赐丞相上樽酒，糯为上，稷为中，粟为下者。今入药佐使，专以糯米，用清水、白面曲所造为正。古人造曲，未见入诸药合和者，如此则功力和厚，皆胜余酒。今人又以麦糵造者，盖只是醴尔，非酒也。书曰：若作酒醴，尔惟曲糵。

---

① 糠：原缺，据柯本补。陆本作"槽"。

酒则须用曲，醴故用蘖。盖酒与醴，其气味甚相辽，治疗岂不殊也。

【扁豆】有黑、白、鹊三等，皆于豆脊有白路。白者，治霍乱筋转。

【粳米】白晚米为第一，早熟米不及也。平和五脏，补益胃气，其功莫逮。然稍生则复不益脾，过熟则佳。

【稻米】今造酒者是此，水田米皆谓之稻，前既言粳米，即此稻米乃糯稻无疑。温，故可以为酒。酒为阳，故多热。又令人大便坚，非糯稻孰能与于此。《西域记》：天竺国土溽热，稻岁四熟，亦可验矣。

【稷米】今谓之穄米，先诸米熟。又，其香可爱，故取以供祭祀。然发故疾，只堪为饭，不黏着，其味淡。

【罂子粟】其花亦多叶者，其子一罂数千万粒，大小如葶苈子，其色白。隔年种则佳。研子以水煎，仍加蜜，为罂粟汤，服石人甚宜饮。

【醋】酒糟为之，乞邻者是此物。然有米醋、麦醋、枣醋。米醋最酽，入药多用。谷气全也，故胜糟醋。产妇房中常得醋气则为佳，酸益血也。磨雄黄涂蜂虿，亦取其收而不散也。今人食酸则齿软，谓其水生木，水气弱，木气盛，故如是。造靴皮须得此而纹皱，故知其性收敛，不负酸收之说。

【酱】圣人以谓不得即不食，意欲五味和，五脏悦而受之，此亦安乐之一端。

【小麦】暴淋煎汤饮，为面作糊。入药，水调，治人中暑。马病肺卒热，亦以水调灌愈。生嚼成筋，可以黏禽虫。

柯逢时校后记 ①

　　《本草衍义》二十卷，目录一卷，宋寇宗奭撰。《文献通考》《郡斋读书志》均作广义，疑宣和所刊当名广义，迨庆元时，避宁宗讳，乃改广为衍。观于序例上云："衍撅余义"文，似不属可为改广为衍之证。篇中屡见广字，当如《大观》之屡见慎字，殆堪落未尽。然《通志略》及《书录解题》并作衍义，或后人追改，未可知也。《书录解题》作十卷，盖传抄之误。杨君惺吾往于日本，获见宋椠字大如钱，于唐慎微本草附以寇氏之书，末列庆元修板校勘，衔名称江南西路转运官。知为南渡后，江西漕司所刻，即森立之《访古志》所称为宋板也。杨君假得之，并以宋刘信甫《图注本草》著其异，同橐藏箧中，出以见示。又从杨君得刊本《衍义》，不记年月。杨君以书中称本朝为宋朝，定为元刊，与余所刊《大观本草》体制相合。乃复影摹上木，而以庆元校录，及各本择善而从，别为札记。按北宋《大观》《政和》两官刊本，今皆不存，所存者，仅漕司本耳。聊城杨氏藏有宋本杨本后有刘祁跋，不得称为宋椠。朱氏《结一庐书目》有宋本二十卷，不知是一本否。常熟瞿氏藏有金本贞祐年刊，与大德宗

────────────

① 此后记原无，据柯本补。

文书院本同，皆附《衍义》，未见其书。大抵自庆元以来，多以《衍义》全帙附入卷末。元初金源遗民张存惠，始逐条散入《政和》，所谓晦明轩重修本也。明成化、隆庆刊本因之，嘉靖、万历且再刻。而王秋夫子实紊《大观》《政和》之旧，其书晚出，行世最多，任意增删，纰缪极矣。其他坊本尚有存者，更无足论。今以唐、寇二书各为刊板，不相杂厕，庶免蔑古泥古之讥。杨君又得抄本与元刊略同，而脱误尤甚。末附《补遗》为元朱彦修所撰，当时咸相推重，丹溪为元医师大家，而乃牵涉五行，无当作者。明之杨珣辈，其乌足为寇氏之功臣哉！

宣统二年端午武昌柯逢时记

宋本校勘衔名 ①

上《证类本草》计版一千六百二十有二，岁月屡更，版字漫漶者十之七八，观者难之，鸠工刊补，今复成全书矣。时庆元乙卯秋八月癸丑识。

儒林郎江南西路转运司主管帐司　　　　　　　段杲

秦议郎充江南西路转运司干办公事赐绯鱼袋　徐宇

承议郎充江南西路转运司干办公事赐绯鱼袋　曾亨

朝议郎充江南西路转运司主管文字赐绯鱼袋　江溁

朝议部权江南西路转运判官　　　　　　　　吴猎

---

① 此衔名原无，据柯本补。

索 引

（按笔画排序）